Danças Circulares
SÉRIE

Danças dos Florais de Bach

Danças Circulares
SÉRIE

Danças dos Florais de Bach

Anastasia Geng

Tradução de Magda Bisinger

Introdução de Mechthild Scheffer

Centro de Estudos Marina e Martin Harvey
Editorial e Comercial Ltda
1ª edição - reimpressão
São Paulo - 2018

Título original: *Bach-Blüten-Tänze*

Tradução: Magda Bisinger
Revisão: Ruth Cunha Cintra e Vitoria M. Mendonça de Barros
Revisão técnica: Renata Carvalho Lima Ramos e Estela Maria Gomes
Desenhos: Irene Märkell
Capa e editoração eletrônica: Casa de Tipos Bureau e Editora Ltda.

Edição patrocinada por Vitoria Maria Mendonça de Barros

Dados Internacionais de Catalogação na Publicação (CIP)
(Câmara Brasileira do Livro, SP, Brasil)

Geng, Anastasia
Dança dos Florais de Bach / Anastasia Geng; tradução de Magda Bisinger; introdução de Mechthild Scheffer; 1ª ed.; São Paulo: TRIOM, 2016. (Série Danças Circulares)

Título original: Bach-Blüten-Tänze
1. Bach, Edward, 1886 -1936 2. Dança - Aspectos psicológicos 3. Dança - Aspectos religiosos 4. Terapia alternativa I. Scheffer, Mechthild. II. Título. III. Série.
ISBN-978-85-8357-001-1

Índices para catálogo sistemático:
1. Florais de Bach: Dança circular sagrada: Práticas religiosas: Religião comparada 202.12

Sumário

Introdução à edição brasileira

Estela Maria Gomes
São Paulo, dezembro de 2014

As Danças dos Florais de Bach resgatam o trabalho de duas pessoas que se inspiraram na sabedoria da natureza para buscar a saúde e o compartilhar do cuidado nas relações com a vida.

Dr. Edward Bach foi o médico herbalista que descobriu que as flores carregavam energias sutis que harmonizavam pensamentos e sentimentos em desequilíbrio, tais como, o medo, a insegurança, os pensamentos negativos recorrentes e a baixa autoestima. Ele percebeu que a energia das flores poderia tratar nossas feridas de uma forma leve e delicada pela ingestão de gotas, conhecidas como "Sistema das Flores" ou "Caminho do Coração". Deste modo, ao tomar gotas que traziam a energia elevada da virtude, percebida por ele, contida em certas flores, o indivíduo era banhado em luz e poderia contatar as forças que elevam suas vibrações e conectam com a "cura" de seus males.

Anastasia Geng, dançante alemã que já atuava com as Danças Circulares Sagradas e já conhecia o poder das danças realizadas em círculo como caminho de autoconhecimento e desenvolvimento pessoal, entrou em contato com o trabalho desenvolvido por Dr. Bach e imaginou que existiam 38 danças que trabalhavam, através do movimento e do gesto simbólico, as qualidades das 38 flores de Bach. Ela saiu à procura dessas danças resgatando passos e movimentos dos povos da Letônia, Lituânia e Estônia, que faziam parte de sua tradição familiar e tinham profundo contato com a natureza. Essas danças representavam as fases da Lua, o movimento do Sol, a beleza das árvores e os simbolismos presentes na natureza.

O produto do trabalho deixado por estes dois mestres e discípulos que trilharam seus passos, chegou até nós pelo caminhar de duas queridas amigas brasileiras dançantes: Renata C. Lima Ramos e Mônica Goberstein, em 2001. Estas duas focalizadoras de Danças Circulares Sagradas nos ensinaram as Danças dos Florais inspirando a sensibilidade, a simplicidade e o cuidado que foram a base sólida para nosso aprofundamento neste caminho. O material que adquirimos com a Renata foi revisado a partir do encontro dela com uma discípula direta de Anastasia – Martinne de Winington – que gentilmente cedeu seu precioso material no qual nos debruçamos durante alguns anos.

Através da vivência de dançar os florais, pudemos reconhecer em nós, a cada dia, o quanto as danças trazem luz à nossa consciência, desenvolvendo o autoconhecimento e a autotransformação.

No 1º Encontro Brasileiro de Danças Circulares Sagradas, ocorrido em 2002, em Itapecerica da Serra, Renata C. Lima Ramos, uma das organizadoras do Encontro, convidou Estela Maria Gomes para focalizar uma oficina das Danças dos Florais de Bach, pois já percebia seu interesse e identificação com esse trabalho. Essa oficina foi uma pequena semente para que Estela seguisse estudando as danças, focalizando-as a seguir em Recife, Belém e Natal em parceria com a Renata na TRIOM.

A partir de 2004, Renata começou a oferecer os cursos de formação em Danças Circulares Sagradas e convidou Estela Guidi, mãe da Estela Maria Gomes, para falar sobre a sabedoria das flores de Bach. Nesse curso, Estela "filha", que estava presente no Centro Paulus, pois tinha ido acompanhar a mãe, foi convidada por Renata para focalizar as danças em seu lugar. Nesse momento formou-se a parceria das Estelas, mãe e filha, existente até hoje. Isto foi um presente da Renata, que com sua sensibilidade, visualizou a beleza e o exemplo dessa parceria de amor e confiança, amizade e trabalho.

A partir desse ano (2004), passamos a oferecer o curso de formação nas 38 Danças dos Florais de Bach, em parceria com a TRIOM. O primeiro curso foi realizado com a coordenação de Eliete Ramos, em Santo André (SP), e os demais em São Paulo (capital).

Em uma das formações, ganhamos um maravilhoso presente de duas amigas/alunas do Rio de Janeiro, Sandra Mazzoni e Ana Lucia Pó: uma brochura do livro de Anastasia Geng em alemão! Instantaneamente percebemos a importância desse livro se fosse traduzido para o português. A tradutora deveria ser brasileira, fluente em alemão e que também fizesse parte das DCS. Imediatamente ocorreu-nos convidar a nossa querida amiga Magda Bisinger, que aceitou o convite.

À medida que Magda traduzia as palavras de Anastasia, encontrando sabedoria em cada frase, em cada dança, achou importante compartilhar com um pequeno grupo suas questões e descobertas.

Nessa mesma época, no Encontro Brasileiro de Danças Circulares Sagradas, realizado anualmente em São Paulo, coincidentemente nos encontramos com Vivian Malva (que já tinha feito anteriormente a formação conosco) e que também estava traduzindo o livro com o seu professor de alemão. Ela sugeriu que estudássemos juntas, em trabalho de grupo, o que produziria, com certeza, um resultado muito mais rico. Aceitamos imediatamente a ideia, passando a reunir quinzenalmente o grupo formado por Magda, Vivian e Angelina Eberlein, por um ano e meio.

A seguir conversamos com a amiga Vitoria Mendonça de Barros, que não só faz parte da rede de Danças Circulares Sagradas como também é uma apaixonada pelos estudos e organizações científico/culturais, para saber se a Editora TRIOM se interessaria em publicar o livro em português. Ela logo se mostrou feliz e animada com a ideia e se prontificou a entrar em contato com a editora alemã, seguindo gentilmente na longa conversa com os encarregados. Vitoria foi uma pessoa fundamental na verdadeira concretização deste sonho!

Todas nos encantamos com a sabedoria de Anastasia Geng que, através deste livro, irá ampliar enormemente a visão, não só de quem já dança os Florais de Bach, como também irá oferecer novos portais e janelas para o olhar e o aprofundamento dos praticantes das Danças Circulares Sagradas.

Dançando cada uma das 38 flores de Bach vamos revelando nossa própria natureza, reconhecendo, percebendo e sendo convidados a transformar aqueles pensamentos/sentimentos/comportamentos que não nos servem mais, buscando o aprimoramento de nossa natureza a partir da força do grupo que caminha os mesmos passos que nós. Assim, ao sabor das músicas, vozes e instrumentos que vibram em nós, buscamos adequar nossos passos aos passos de tantos outros que já dançaram antes de nós, entrando em profunda conexão com a nossa alma e com a natureza, seus ritmos, ciclos e movimentos, e forma leve, alegre e flexível desenvolvendo a nossa humanidade, a profunda religação à natureza e a conexão com a grande teia da vida através do caminho do coração.

Expressamos aqui a nossa imensa gratidão aos mestres Dr. Edward Bach e Anastasia Geng, que nos inspiraram com suas histórias e experiências. Agradecemos também à amiga e grande companheira de jornada, Renata C. Lima Ramos, que nos presenteou com este trabalho, exemplificando o compartilhar de nossos aprendizados de modo generoso e amoroso; à querida Magda Bisinger, que abraçou e mergulhou no desafio proposto desta tradução; às amigas/parceiras de estudo Angelina Eberlein e Vivian Malva, e a todos os amigos/alunos que conquistamos ao longo deste caminho, seres que reforçam o sentido de nosso trabalho.

Dançando os Florais de Bach e Anastasia

Estela Maria Gomes

Nos círculos das Danças Circulares Sagradas
Dançamos a natureza e os ciclos
As qualidades das árvores e flores
Que inspiram movimentos, gestos e expressão da sensibilidade
Nos círculos das Danças dos Florais de Bach
Nos conscientizamos de pensamentos e sentimentos em desequilíbrio
Pelos passos e movimentos simbólicos encontramos novas harmonias
Curamos modos de ser e agir através da conexão com o centro
Nos círculos das Danças Circulares Sagradas
O centro a conectar-nos com a fonte sagrada de todas as coisas
O grupo a trocar, aprender e ensinar a caminharmos melhor nossa própria jornada
Cada ser a rodar, a expandir e recolher, a se transformar
Nos círculos das Danças dos Florais de Bach
Cada ser a refletir, se redescobrir e compreender
A busca de sua missão pelo caminho do coração
Cada um a desabrochar, a florescer e perfumar a vida de todos nós!

Com gratidão e amor, das "Estelas", mãe e filha

Prefácio

Mechthild Scheffer
Hamburgo, dezembro de 1995

Provavelmente, cada um de nós sabe a dificuldade que é definir sentimentos com palavras corretas. Aqui começa a história destas danças: a fim de expressar o inexprimível, as pessoas dançam desde a mais tenra infância.

Vamos entender o significado da palavra "emoção", mais precisamente, o significado revela "algo de si mesmo em movimento". Assim, as emoções bloqueadas tornam-se sentimentos "sem movimento". Emoções que se movem de modo distorcido ou discordante, tornam-se obstáculos em seu próprio ritmo de vida e interferem com a grande dança cósmica da vida, da qual participamos todos – na verdade, devemos participar, quer queiramos ou não.

Na dança circular, uma das mais antigas formas da dança, vivenciamos – orientados para um centro comum – em conjunto, um campo de força no qual o campo de energia pessoal é muito superior ao da energia individual. Executado em conjunto harmônico e com padrões arquetípicos do movimento, o campo de força se torna mais forte de dança a dança e tem efeito eletrizante nos campos de energia mais fracos de cada dançarino. Quanto mais conscientes nos entregamos à dança, mais energia conseguimos desse campo criado em conjunto – como diz Bach "isso nos traz para mais perto de nossa alma e inunda-nos com as mais belas vibrações de nossa natureza superior, e em sua presença sofrimento e doença se derretem como a neve ao sol". A única diferença aparente aqui é que enquanto a harmonização de energia através das gotas dos florais de Bach alimenta constantemente nosso sistema energético individual, na dança, através do grupo, ela é criada sempre novamente. Em ambos os casos, acontece uma transformação. Padres e curadores de todas as culturas usaram as danças desde tempos remotos em associação com sons específicos para "tocar" a alma com propósito de transformação.

Reflexões como estas me acompanham desde a juventude. Ocupei-me pelo menos por dez anos com diversas formas de dança, tanto na prática como na teoria e por alguns anos cheguei a pensar em ser coreógrafa. É compreensível então que eu tenha ficado como que eletrizada quando, no começo dos anos sessenta, deparei-me com um prospecto na mão que dizia: "Danças das Ervas com Anastasia Geng", o qual eu queria fazer imediatamente (mas devido a atividades prioritárias, não consegui). A próxima chamada veio em 1991, quando uma participante de um seminário comentou: "Essa Anastasia agora dança também os Florais de Bach". Dessa vez minha reação foi imediata e participei de um dos seminários de dança da Anastasia em Darmstadt. Nesse encontro a semente foi plantada, o que também me levou a este livro.

As danças mostradas, porém, não me impressionaram tanto no momento quanto tempos depois – mas logo no primeiro momento me comoveram a personalidade de Anastasia Geng e a história do nascimento das Danças.

Eu descobri que essas simples Danças dos Florais não foram inventadas ou "feitas", pelo contrário, essas antigas danças folclóricas da Letônia vieram "por acaso", por intuição ou sorte combinar com as Danças dos Florais de Bach. Dezoito danças de Florais de Bach eram dançadas a essa altura pelo grupo de Anastasia – e eu a encorajei nesse mesmo dia a buscar as vinte danças que faltavam para completar os Florais de Bach.

Ainda se passaram dois anos para que Anastasia juntasse as novas danças ao grupo, completando assim a relação para cada um dos conceitos dos Florais de Bach.

Paralelamente eu desenvolvi o "Conceito de aprofundamento de Sensibilização com o Princípio dos Florais de Bach", onde as Danças dos Florais de Bach são o elemento essencial.

A meta da Terapia dos Florais de Bach é, como a maioria dos leitores deste livro sabe, a harmonização da personalidade, o reencontro do próprio centro, através de um processo gradual de realização das "características da nossa Natureza Divina" que se torna possível através de nossas virtudes. Essas particularidades ou virtudes só podem ser descritas em palavras com uma dimensão, mas na dança, podem ser vivenciadas de forma multidimensional.

A pergunta, por que os conceitos de Bach se encaixaram justamente no folclore da Letônia para os Florais de Bach, ou então o folclore letão para os Florais de Bach, deixa-se responder da mesma forma, de como a Terapia dos Florais de Bach foi desenvolvida na Inglaterra. Porém encontramos interessantes indicações e pontos de vista tirados de pensamentos de Anastasia, para continuarmos refletindo sobre esse assunto.

Do meu ponto de vista está clara sua objetividade e simplicidade, que trazem esses arquetípicos padrões de movimento em resposta à ressonância encontrada por Bach nas flores silvestres.

Quem vem a conhecer as Danças dos Florais de Bach pela primeira vez, vai entender a conexão do Princípio dos Florais de Bach rapidamente – por exemplo, pelo aprendizado da flor *CHESTNUT BUD* – em outras danças, não tão rapidamente. Isso, não deve incomodar, porque o acesso dos Conceitos de Bach é diferente para cada pessoa. E mesmo que as danças sigam uma coreografia, vai haver sempre uma interpretação pessoal. Além do mais, algumas danças acham-se ainda num processo de crescimento, como diz Anastasia, percebe-se então que nos grupos de dança alguns detalhes foram mudados ou acrescidos. A este respeito eu quero comparar as danças com plantas vivas, que sempre geram ramificações novas e mais viçosas.

Alguns terapeutas de Florais me perguntam se assim como ao tomar as gotas dos Florais de Bach também nas danças podem ocorrer as chamadas primeiras reações no sentido de uma crise de cura. Baseada em minha experiência pessoal essa pergunta pode ser afirmativa com algumas restrições. Quando na dança o conceito espiritual relacionado se abre, alguns sentimentos armazenados podem ser involuntariamente atingidos. Os movimentos harmoniosos da dança asseguram fundamentalmente (igualmente como ao tomar as gotas harmonizantes dos Florais de Bach) um abrir caminho ao inconsciente, a esse se integrando no momento adequado.

Para o leitor que veio através dos Florais de Bach às danças dos Florais e não ao contrário, quero, para começar, apresentar neste livro as palavras de Georg Götsch, bem conhecidas nas Danças Circulares, em "Louvor às Danças", no qual o objetivo espiritual da Terapia Floral de Bach se apresenta em palavras simples.

Eu louvo a dança,
Porque liberta o homem do peso das coisas
Da sólida pretensão de poder da mente,
Da desprotegida sensibilidade da própria alma.
Eu louvo a dança,
Pois ela une corpo, espírito e alma para a unificação do ser,
Vincula o indivíduo com a comunidade,
Associa a comunidade a um novo espaço e tempo.
Eu louvo a dança
Porque ela transforma morte em vida.

Nesse sentido, desejo que alcancem muita alegria e riqueza interior através das Danças dos Florais de Bach e ficaria feliz em receber comentários e incentivos para a segunda edição deste livro.

As Danças e os Florais de Bach

Anastasia Geng

Darmstadt, dezembro de 1995

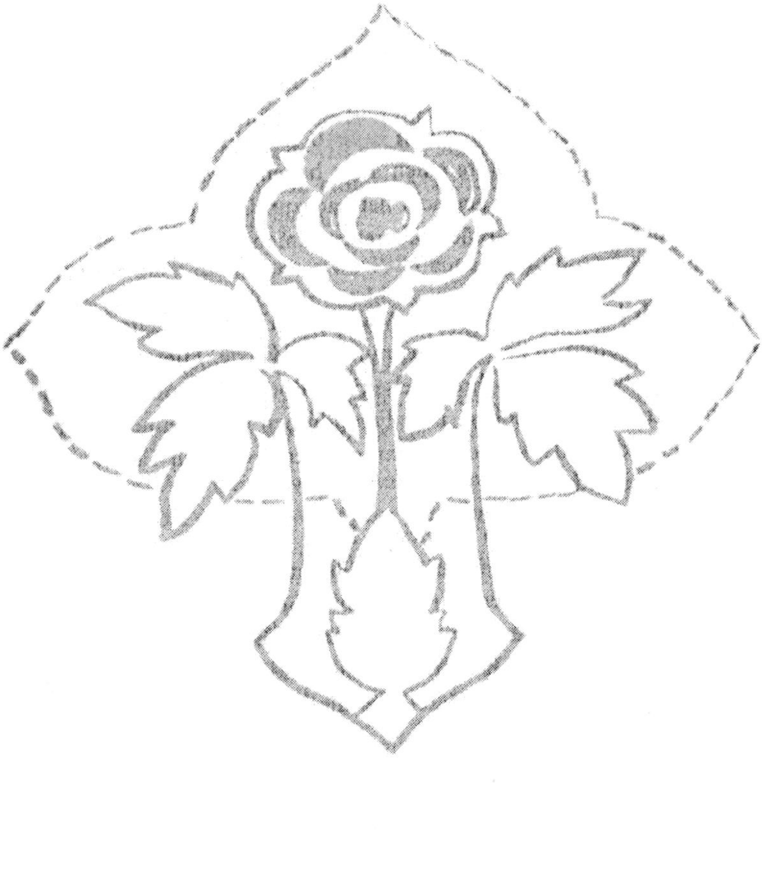

Há mais de 10 anos tenho vivido com a dança meditativa. Eu aprendi muito com conhecidos professores e professoras daqui. Os mais significativos foram Helmi e Dainis Stalts que foram líderes do movimento popular letão já durante o tempo de ocupação e que fizeram muitas pesquisas nesse campo.

Da minha profissão muito foi incorporado no trabalho com as danças. Eu era professora de religião do colegial, e durante os últimos 14 anos, aprendi e pratiquei lidando com grupos e trabalhando em tempo integral na área terapêutica do serviço de aconselhamento por telefone.

Há cerca de oito anos eu venho sendo convidada por muitos grupos de dança. Isso abriu de um modo muito intenso um dar e receber entre mim e os grupos ou indivíduos. Só tenho a agradecer a minha família que me deu todo esse apoio.

As danças para os Florais de Bach foram encontradas facilmente, uma após a outra. Eu devo a Mechthild Scheffer, termos agora uma dança para cada flor. Ela se deu ao trabalho de verificar se a energia das danças combinava com os Florais de Bach e incentivou-me a continuar nesse tema.

Em Darmstadt focalizei danças pela primeira vez – e há quase quinze anos nos encontramos a cada semana. Aqui as danças cresceram, mostraram-se com suas mensagens e declarações diversas, aqui elas são preservadas. Às amigas e aos amigos em Darmstadt posso agradecer esse presente que me foi dado, viver com as danças e encontrar um lar.

São tantas as pessoas que contribuíram para este livro que é impossível citar todos os nomes para fazer meus agradecimentos. Recebi ajuda de uma maneira especial de Marianne von Schwichow e Gerlinde Weid. Agradeço a Irina Mamula e Beate Wüpper – que têm acompanhado o surgimento do livro com cuidado e trabalhado duro. Meus agradecimentos também vão para Irene Märkell que elaborou os desenhos para as danças.

Como cheguei às Danças dos Florais de Bach

Depois de participar muitos anos em intensivos seminários com diferentes professoras e professores de dança, comecei meu próprio grupo e mostrei também o que aprendi de outros: minhas danças da Letônia. Descobrimos rapidamente que muitos temas que nos comovem têm correlação na dança. Naquela época eu não conseguia explicação, hoje eu sei que a dança tem a ver com imagens arquetípicas. Começamos então a dançar por fins de semana inteiros, danças com temas: danças da lua, danças das estações, danças das cores, das pedras preciosas e das fábulas.

Descobri danças para árvores e plantas medicinais através do livro de Suzanne Fischer.

Não eram sempre danças novas, mas sim danças, como por exemplo, que mostram ciclos, representadas por imagens das fases da lua, das idades, dos quatro elementos, e com certeza algumas muito boas para algumas interpretações sempre recorrentes dos temas das fábulas. Mas não pensei nos Florais de Bach naquela época.

Eu descobri os florais por volta de 1984 e fui aos poucos me familiarizando com alguns deles. Quando eu descobri o Aspen para meu uso, planejei focalizar a dança em Tübingen. Hilde, que me havia convidado, escreveu que eu deveria trazer a "dança de Marga", a qual não dançávamos há muito tempo. Quando procurei essa dança, ficou bem claro que era a dança certa para "Aspen".

E assim continuou; além da dança para "Aspen", não procurei intencionalmente ou mesmo elaborei qualquer uma das Danças dos Florais de Bach.

Muitas vezes pessoas que já conheciam minhas danças há algum tempo, descobriam nelas constantemente algum floral, e então aconteceram aqui e ali fatos bem estranhos, onde pudemos entender que o floral "escolheu" sua dança. Em algumas danças a mensagem dos florais se mostra mais através da forma, outras, além disso, através de sua história.

A cada ano aumenta o número de pessoas nos seminários de danças dos florais, que os conhecem ou que os usam. Então eu pude fazer como os artistas letões, que só viam seus trabalhos como arte a partir do momento que eram aceitas pelas pessoas como tal. Ao ter, então, uma nova dança para os florais, eu só a tomava por completa a partir do momento que era confirmada por outros grupos.

Há bem pouco tempo os Florais de Bach quase não eram conhecidos. Num grupo de 30 pessoas, talvez três estivessem a par. Hoje, é bem ao contrário, é cada vez menor o número de pessoas que nada sabem sobre Edward Bach.

Mas durante todos esses anos as pessoas gostavam de

dançar, mesmo quando não conheciam a ligação com os Florais de Bach. Assim também Edward Bach descobriu as vibrações de cura das plantas, que sempre existiram, sem que alguém soubesse de seu poder de cura.

Hoje ainda as pessoas colhem inconscientemente essas flores para decorar seus ambientes.

Eu fiquei muito feliz por Mechthild Scheffer vir a mim e confirmar sobre as danças. Então, eu li seu livro *Terapia Original dos Florais* – livro de aprendizado para médicos e terapeutas naturais. A cada página, eu descobria novos paralelos com a dança, por um aspecto pela filosofia de Edward Bach, e por outro pelo modo como Mechthild Scheffer trabalha com os florais.

Selecionei apenas algumas palavras-chave, para mostrar as semelhanças.

Surpreendentemente, com frequência particular, aparece a palavra simples – que era importante para Edward Bach em muitos aspectos. Também minhas danças são simples, nisso apoia-se sua força. No tempo da ocupação soviética em meu país, era suspeito, perseguido e fiscalizado, quem praticava os cantos e danças simples; quem praticava danças elaboradas, era apoiado e incentivado, recompensado financeiramente, pois esse não apresentava perigo para os governantes em Moscou.

E em relação às flores, diz Edward Bach: "Tudo na Natureza é simples; aqueles que fizerem uso desse Dom de Deus como ele é, livre da influência da ciência e das complicadas teorias, terá grandes benefícios".

No prefácio deste livro é citado Sheldrake e seu livro *O Universo Criativo*. Já há um bom tempo ele confirma minha expectativa, de que nossa dança causa efeito no mundo e que as imagens criativas da dança fortificam o campo de energia. E descobrimos que nesse campo nós não somente damos como também recebemos.

Então me lembro quantas vezes se lê no livro de Mechthild Schäffer que as danças dos florais não só protegem os pacientes como também os terapeutas.

"Doença não é crueldade nem castigo, mas tem o propósito de nos trazer de volta ao caminho da verdade e da luz." Esses pensamentos não foram aceitos durante muito tempo.

E foi uma grande coisa termos uma dança que nos acompanha por mais de dez anos, e nessa questão sempre nos mostra novos aspectos, que tudo tem um objetivo: mostrar que o sofrimento pertence à vida, que tem dignidade e profundo significado. Agora essa dança mostrou-se, através de uma pequena mudança, ser a "Dança para Gorse".

Edward Bach escreve sobre isso, de como nossas fraquezas de caráter atuam contra a "Lei da Unidade". Em nenhum lugar isso fica tão evidente como nas danças circulares, de como tudo pode ser facilmente perturbado, principalmente quando alguém não nota seu próprio erro e o repete constantemente. Mas exatamente essa pessoa, que provoca as dificuldades, pode mudar tudo quando perceber o que não faz tão bem e não luta nem processa, mas supera, confia e aceita ajuda.

O círculo é ao mesmo tempo imagem para a unidade da minha pessoa como também para a comunidade na qual eu vivo. Nós descobrimos na dança, como reconhecer nossas condutas negativas e corrigi-las calmamente.

Muitas vezes temos comentado de como o que se percebe no corpo se reflete na alma.

A crença de Edward Bach e sua forte conexão com Deus são fortemente sentidas nas danças dos florais.

Eu percebo há anos, que as experiências de aspecto religioso que surgem nas danças acontecem cada vez mais.

Para Bach a relação com as plantas é fundamental. No folclore, árvores e plantas têm um lugar importante. Eu mesma já encontrei algumas danças florais. E assim vieram as Danças dos Florais de Bach se harmonizar com as simples flores e ervas dos campos.

Para Bach, é importante que todos os quatro elementos participem da produção das essências dos florais. Descobrimos que algumas danças se aproximam de certos elementos, e foi significativo descobrir que as danças são compatíveis também com as cores, os pontos cardeais, as estações do ano, as fases da vida e as pedras preciosas a que cada elemento está associado. Assim, quando dançamos os Florais de Bach, os elementos estão sempre representados simplesmente através de um objeto no meio do círculo, como uma vela.

Acima de tudo o que escrevi, preciso lembrar que Edward Bach vê as pessoas integradas ao cosmo. Para muitos de nós o centro é também uma imagem do Ser Superior. Edward Bach reconheceu que distúrbios mentais e doenças têm, muitas vezes, ligação com bloqueios.

Assim também entendem muitos terapeutas de dança. Há 15 anos aprendi que quando você tem problemas, seus fluxos de energia estão bloqueados – dance de preferência com outras pessoas, e suas energias fluem novamente e você pode resolver as dificuldades.

Fiquei particularmente impressionada com o modo como os terapeutas de Bach trabalham com as pessoas. Como as próprias flores, eles não se insinuam, e sim salvaguardam a liberdade do outro. Eles não vão trazer nada cruamente à luz, porque pensam que só assim podem ajudar seus pacientes. Eles observam o que acontece "agora', mas de modo algum interpretam.

Assim também acontece no meu grupo de dança.

Bem antes de ter lido o livro de Mechthild Scheffer, ao começar um seminário eu já aconselhava aos novos grupos que observassem o que lhes acontece no momento, e, se possível a mudança na dança, mas de forma alguma, interpretassem.

Dança meditativa não é predominantemente terapia, mas é óbvio que tem um efeito terapêutico. Há alguns anos escrevi um texto sobre este assunto. Nele esclareço que a dança nos produz mudanças em camadas muito profundas. Ela nunca vai tocar naquilo que a pessoa não possa tolerar no momento, e vai proporcionar mudanças e nos direcionar de modo que possamos aguentar. É bem entendido que não se fale nada do que tenhamos notado na dança, que não se analise nem interprete ou que se busquem culpados e trabalhe a situação e, se necessário, se lute. Pode-se até fazer isso, mas quem tentar agir assim, não passou pela experiência curativa das danças.

Se houver no grupo alguém que ainda não tenha dançado comigo, digo explicitamente que me alegro muito quando uma dança é bem sucedida e cada vez mais as boas vibrações podem ser sentidas, mas isso não tem nada a ver com o fato de ensaiarmos até que a dominemos completamente. A dança faz perguntas ao meu corpo, e meu corpo responde. Isso só pode acontecer quando não precisamos dançar com "perfeição". A liberdade de cada pessoa é importante, e quando a estrutura da dança está certa, ela pode aguentar incrivelmente muitos pequenos desvios sem que perca sua beleza e força.

Eu poderia continuar por muito tempo a tecer paralelos, mas prefiro simplesmente parar por aqui.

O que é Dança Meditativa?

A dança meditativa foi um presente que nos foi ofertado por um mestre de dança da Prússia Oriental.

Ele era bailarino clássico e possuía também profundos conhecimentos do folclore da Rússia e dos Bálcãs. Ao dançar as danças circulares, ele observou que quanto mais ele se concentrava no centro, mais começava a meditar. As antigas e simples danças folclóricas davam a ele as imagens arquetípicas da vida. E o que veio à mente desse homem que tinha todas as habilidades e dominava desde os passos mais simples de dança até aqueles que beiravam a acrobacia? As simples e antigas danças folclóricas.

E, deste modo, Bernard Wosien começou a deixar tudo pelas danças folclóricas que ele conhecia, de modo que só ficassem os movimentos mais simples e precisos. Esses, ele repetia em uma bela música sempre e sempre, e prestava atenção ao que as formas significavam e que imagens elas transmitiam.

Quando eu conheci esse tipo de dança há quinze anos, muito admirei o Mestre que ousava oferecer danças tão simples, ainda mais do folclore que depois do abuso da época do nazismo era quase inaceitável para os alemães. Talvez tenha sido uma ajuda ele ter recuperado danças de outros povos. E era muito fácil participar, porque Bernard Wosien estava totalmente confiante e inteiro em sua dança.

Para mim foi muito comovente que Bernard Wosien tivesse descoberto e revivido o que na minha terra, a Letônia, é familiar a todos. Em nossa cultura dançam todas as pessoas, desde crianças pequenas até os bem, bem mais velhos. As danças são simples, e através delas se passa a sabedoria da vida do povo de geração em geração. Os letões foram quase sempre invadidos e conquistados por povos estrangeiros, e muitas vezes foram suas canções e danças a única possibilidade de exprimir e passar adiante seus valores espirituais. Através de minha procedência letã, eu tenho um acesso imediato às danças meditativas, assim como Bernard Wosien nos presenteou. E eu posso lançar mão de um repertório quase ilimitado de danças simples, que têm uma longa tradição e – assim, penso eu – que podem oferecer energias apropriadas.

O Folclore Letão e as Danças dos Florais de Bach

Eu sempre tenho a sensação de que as flores de Bach e o folclore letão se atraem. Às vezes eu penso que tem algo a ver comigo, e as canções e danças da Letônia sempre me vêm à mente porque minha alma se sente em casa com elas. Quanto mais eu me atenho a essa questão mais eu encontro motivos.

Na Letônia o folclore tem um significado como ninguém aqui pode imaginar. Existem no mundo dois milhões de letões, e nós temos dois milhões de canções folclóricas, uma para cada um. Muitas vezes são de uma quadra só, mas elas contêm todo o valor espiritual do povo, toda a sabedoria e possibilidade de sobrevivência. O povo letão esteve oprimido a maior parte do tempo, pois sua terra fértil, com porto para o Mar Báltico livre de gelo, foi sempre ocupada pelos mais poderosos. O folclore foi sempre a única fonte de sobrevivência para manter sua própria identidade.

A mestra desse povo escravizado foi a natureza. Dela aprenderam as pessoas, e tudo o que dela aprenderam foi expresso em canções, danças e costumes. Eu não penso que esse folclore seja tão maravilhoso só porque é letão, mas porque é muito antigo e manteve imagens arquetípicas de vida que se aplicam a todas as pessoas de todo o mundo. Os letões mantiveram essas formas antigas melhor do que muitos outros povos, e isso tem a ver com o longo e difícil tempo de ocupação no qual somente a verdadeira autenticidade poderia ajudar.

Aqui, por exemplo, eu vejo um motivo pelo qual os Florais de Bach e o folclore letão se atraem. Existem na história repetidos exemplos de que, quando o mundo estava quase falindo, ajuda e salvação vieram de povos pequenos e oprimidos, que na sua necessidade haviam preservado seus valores e energias espirituais. (Horst Eberhard Richter escreveu sobre isso em sua juventude.)

E eu penso que num tempo de mudança assim como no nosso, aos Florais de Bach – assim como aos pequenos povos, nos quais os letões se enquadram – foi atribuída exatamente essa tarefa.

Outra concordância, creio eu, é quando Edward Bach fala das virtudes. Ele diz que quando os impulsos de informação do Eu Superior são sentidos pela personalidade, eles podem se desenvolver em virtudes. Na Letônia fala-se naturalmente das virtudes, sem que qualquer restrição se estabeleça como aqui no dia a dia, onde a palavra "virtude" desapareceu do uso. Eu penso que os letões compreendem a virtude no mesmo sentido que Edward Bach, e a têm em alto apreço, sem temer o lado negativo.

A maior mestra dos letões foi, em todos os tempos, a natureza; as outras fontes de sabedoria foram os dominadores da terra ocupada. E assim as pessoas bebiam mais e mais de sua única fonte, e não existe nada na natureza que elas não tenham observado e cantado.

Sobre a Descrição das Danças

A cada dança eu vou explicar como nós a descobrimos. Ao discorrer sobre elas, descrevo primeiramente a forma da dança. É importante para mim que todos que têm experiência com a dança estejam de acordo que as descrições da dança sejam apenas uma ajuda para trazer de volta à lembrança daqueles que pelo menos uma vez a dançaram, ou mesmo que a tenham visto em algum lugar.

Em segundo lugar, eu quero escrever a relação da dança com os Florais de Bach. É, para mim, uma grande ajuda que Mechthild Scheffer tenha escrito em seu livro que "a expressão escrita varia em grau de intensidade a partir do momento em que tenha sido em parte formulada por Bach para a mentalidade anglo-saxônica. É impossível colocar em palavras as emoções humanas, características intelectuais, diferenças de mentalidade, de gerações e locais de um modo satisfatório." Eu quero acrescentar que as interpretações que vêm da dança não mudam a fórmula mas, às vezes, pode-se acrescentar um novo toque.

Ouço às vezes uma palavra bem simples em alguns sermões: “Vá e crie coragem”, e ao mesmo tempo eu vejo à minha frente uma dança de Schöpf, que eu já conheço há muito tempo. A palavra do pastor abrange muita coisa que eu nunca ouvi nas Palavras, e a dança fica enriquecida como nunca. A Palavra e a dança se encaixam uma à outra. Assim acontece comigo ao formular os florais e as danças, elas tornam-se mutuamente maiores e mais belas.

Nunca mostro uma dança sem dizer como ela surgiu, onde a aprendi, quem acrescentou algo a ela e que mensagem ela nos trouxe com o passar dos anos. Assim farei também nos registros deste livro. Algumas danças mostram predominantemente através de sua história a sua relação com o floral, e no decorrer das vivências muitas danças se tornaram enriquecidas com determinadas energias.

Diz-se na Letônia que não existe dança que não tenha sido dançada. Recebemos novas danças através de novas coreografias que fazemos através de antigas formas e imagens. Sinto-me, então, segura quando, a partir do que eu vejo na Letônia, percebo que as formas das danças dos florais se encaixam por si mesmas. Somente quando vários grupos assumem a dança para um floral é que esta é válida para mim.

Conversei sobre tudo isso com meus amigos letões, mostrei-lhes minhas danças e eles concordaram com tudo.

Tenho este manuscrito pronto há muito tempo. Neste período tivemos muitas experiências enriquecedoras com os florais e as danças. Eu espero que este livro estimule muitas pessoas a entregar-se a uma viagem de descobertas.

As 38 Danças dos Florais de Bach

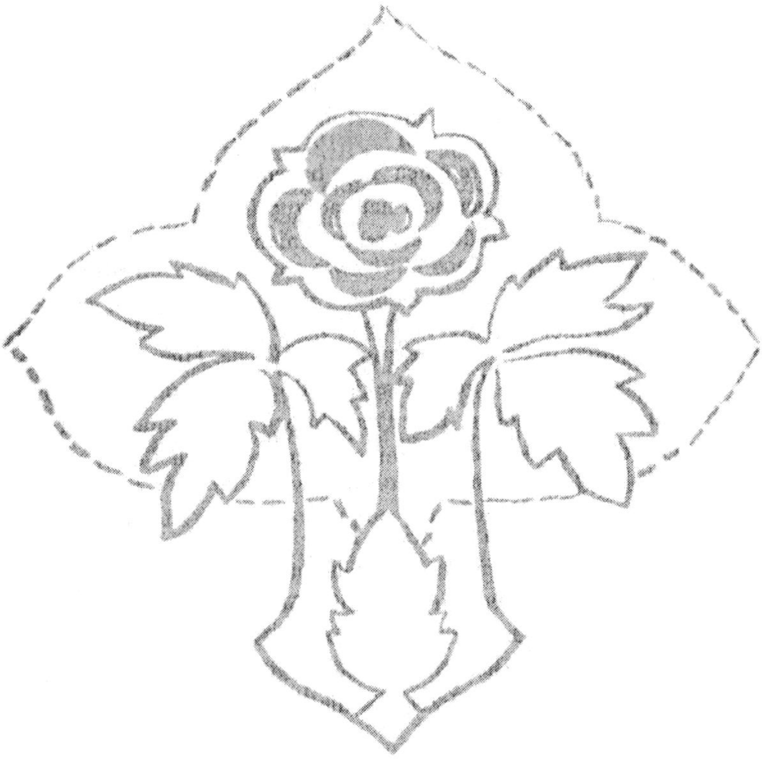

Agrimony

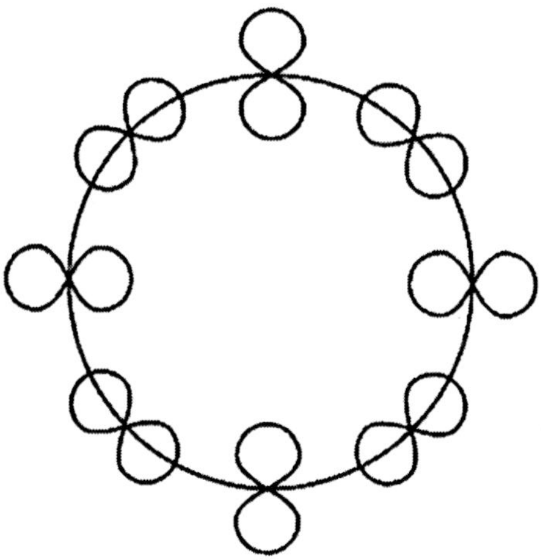

Estamos em círculo, de mãos dadas, e damos 8 passos bem lentos. Então cada um faz seu próprio pequeno círculo, deixando-se guiar pela mão direita, que mostra o caminho à altura dos quadris. No meio do próprio círculo viramos de costas. Assim ficamos também quando chegamos ao ponto de partida. Seguimos com a mão esquerda que nos guia num pequeno círculo próprio nessa direção. Ao chegarmos ao ponto de partida teremos dançado o número oito deitado. Agora novamente 8 passos na direção da dança e então em 8 tempos, 2 vezes seguidas, fazemos novamente nosso próprio círculo, mas de modo a desenhar um número oito na vertical, nos esticamos tão alto quanto possível, e faremos um círculo individual à direita, lentamente esticamos os braços para baixo e à esquerda tão baixo quanto possível nos curvamos em direção ao solo e nos levantamos novamente. Então começamos novamente com 8 passos.

Quando a forma estiver clara para todos, dançaremos então alternando, quer dizer, cada participante sempre faz seu círculo individual primeiro para a esquerda, para o meio do círculo comum, e a seguir começa com o direito para a direita. Fazemos o oito para cima e para baixo da mesma maneira. Isso forma uma bela imagem porque temos um círculo em comum e depois dois círculos, que fazem parecer um colar de pérolas formado pelos muitos círculos individuais.

Não trocamos a direção de quem dança primeiro para a esquerda ou primeiro para a direita durante a dança. Um ponto muito sensível na dança é quando dançamos o oito vertical e o horizontal, e se fizermos de modo desatento, desmanchamos a imagem.

Música: CD Schlüsselblume, Odermennig, n° 15

Agrimony – o Floral da Verdade*

Agrimony é o floral da verdade. Precisamos dele quando tentamos ocultar pensamentos que nos incomodam e incertezas através de uma fachada de segurança e superioridade. O floral nos ajuda a ser verdadeiros e a lidar com os conflitos.

---

* Estes títulos são tirados do livro *Chaves para a Alma*, de Mechthilde Scheffer.

Na dança observamos que podemos ir para a direita, para a esquerda, nos esticar para cima e nos curvar para a terra. Quando eu danço meu círculo para cima, vejo os outros que se curvam para baixo, fica claro que sou ambos. Mas o corpo não pode nunca dançar ambas as formas ao mesmo tempo, e é isso exatamente o que pedimos à alma. Ela está cheia de medo, mas deve se mostrar alegre e superior. Quando estamos no meio do oito estamos bem em nós, e sabemos que ambas as partes do oito nos pertencem. Também na intersecção do oito horizontal e do vertical eu me vejo com minhas possibilidades. Onde opostos se tocam e não se destroem, são pontos de força.

Pergunto-me sempre o que Edward Bach diria hoje desse floral. Na vida profissional é absolutamente impossível demonstrar que estou mal intimamente. Em muitos lugares perder-se-ia o emprego. Ajuda-nos o floral a ficar no ponto de poder aguentar o confronto da situação? Ele nos ajuda a restringir esse jogo duplo ao mínimo, ao invés de sempre ter esse jogo duplo ao máximo?

Em *Agrimony*, eu penso sempre num quadro de Chagall, "A Acrobata". Ela é vista nas alturas e não existe medo algum que ela caia, porque um anjo aparece e a fortalece. Será que *Agrimony* é hoje como esse anjo?

Os 8 passos tranquilos com a música da Lituânia representam essa segurança. Margerit disse em Genebra: "Eu ouço o ritmo do coração".

Aspen

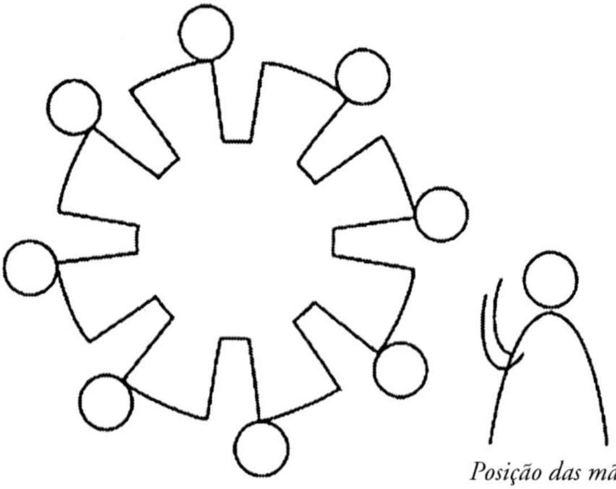

Posição das mãos:
do centro para fora

De mãos dadas no círculo damos 8 passos na direção da dança, 4 passos para trás, olhar para frente e andar para trás. Em seguida 4 passos para frente, então 4 passos para o centro, levantando os braços bem alto, soltando as mãos, as palmas das mãos abertas viradas para o centro. Em 4 tempos 2 vezes, para o lado direito, juntar o esquerdo, então com 4 passos para trás estamos novamente no grande círculo, abaixando os braços lentamente, de modo que o antebraço está para nós como uma proteção, mas para cima tudo está aberto. Chegando ao círculo comum, e no gesto de proteção dar uma volta em si mesmo, em 4 tempos, e então recomeçar.

Uma parte muito sensível na dança é quando todos vão ao centro bem juntinhos e alguém pressiona, não deixando espaço para os outros.

Música: CD Espe, Espen-tanz, n° 4

Aspen – a Dança do Pressentimento

Este floral é necessário quando alguém tem medos inexplicáveis e é perseguido por pressentimentos, ou tem medo de algum perigo ameaçador. Então a pessoa sempre ouve: "Você sempre tem algum problema!", "Não seja tão suscetível!" ou "Você escuta a pulga tossir!" (expressão idiomática em alemão que quer dizer ter premonição). Mas quando as pulgas não tossem, as pessoas de *Aspen* não escutam nada, assim como as folhas do *Aspen* são silenciosas quando o vento não sopra. Mas elas certamente se porão em movimento quando mesmo uma pequena brisa soprar; outras árvores não a notariam. Traduzindo isso: as pessoas de *Aspen* sentem muito antes que as outras quando algo ao seu redor está fora de contexto. *Aspen* as ajuda a decidir se é hora de proteger sua alma e não deixar que as coisas venham a si, ou se é necessário interferir ativamente e modificar algo na situação. Quanto antes eu noto alguma ameaça de dano, tanto mais rápido consigo reverter a situação para melhor.

É importante na dança o ponto onde eu me afasto, como que rejeitado, indo para trás 4 passos e então preciso muita energia para dar novamente os passos para frente. Eu posso também me deixar tomar pelo medo ao invés de aceitar a ajuda de *Aspen*. E quando alguém nunca ouviu falar de *Aspen*?

A história desta dança

Eu tinha começado a estudar o *Aspen*. E achei algo sobre ele nas fábulas. Lembrei então que também nos florais tinha alguma coisa relacionada com ele. Reli com mais atenção e acrescentei à minha coleção.

Pouco depois dei um seminário em Tübingen, e Hilde me telefonou para combinar algumas coisas. Entre outras ela me disse: "Traga também a dança de Marga, que há muito tempo não dançamos". Esta dança de cura tinha ficado guardada sem que eu a usasse realmente durante um longo período. Mas ela veio a seu tempo, pois do modo como era, já pertencia ao floral de *Aspen* de Edward Bach. Eu não tinha me programando para procurar danças para os Florais de Bach, e de repente lá estava ela, a primeira dança para os Florais de Bach, 1984.

Anos depois Hella me telefona numa noite, porque ela precisava de uma música para *Aspen*: ela preparava um culto e precisava algo para a despedida. Tratava-se história da mulher sírio/fenícia que, cheia de energia, dirigiu-se a Jesus pedindo-lhe que curasse sua filha. Mas Jesus se recusou porque ela não pertencia ao povo de Israel. Em nossa conversa telefônica, ficou claro como tudo dependeu dela não ter reagido como na maioria das vezes é comum numa situação dessas...

Ela, porém, foi novamente a Ele e conseguiu então tudo o que precisava e sua filha foi curada.

Fazemos esta dança muitas vezes como dança final para receber a proteção de tantas coisas negativas que fluem a nós logo que deixamos nosso círculo. Nós a vivenciamos também como proteção contra todas as pessoas que sugam nossa força, nos consomem, porque elas mesmas estão necessitando (Judith Jannberg).

Na época do Advento nós a dançamos ao som da música "In dulci jubilo" e não conseguimos parar de imaginar sobre o que se passa em nós quando precisamos nos preservar do rebuliço do Natal que ameaça nos tomar de roldão.

No começo do movimento das mulheres tivemos a maior dificuldade em convencê-las a, quando formam sua própria roda, não entregar em um só gesto tudo o que haviam buscado no centro. Hoje, quando executado com toda consciência, já é mais viável fazê-lo. Reinholda, em Augsburgo, coloca grande ênfase para que o movimento de proteção deixe tudo para cima aberto, aberto ao céu. Quando depois do nosso próprio giro, onde estamos cientes de nossa proteção e de volta ao grande círculo damos as mãos, encontramos as mãos de pessoas que não nos falam de suas carências. Notamos que todos temos algo e as boas energias se potencializam, quando as dividimos reciprocamente. Uma sensação de alegria nos inunda, e é uma imagem de como as energias positivas dos Florais de Bach lavam os valores negativos de certos atributos do caráter.

Beech

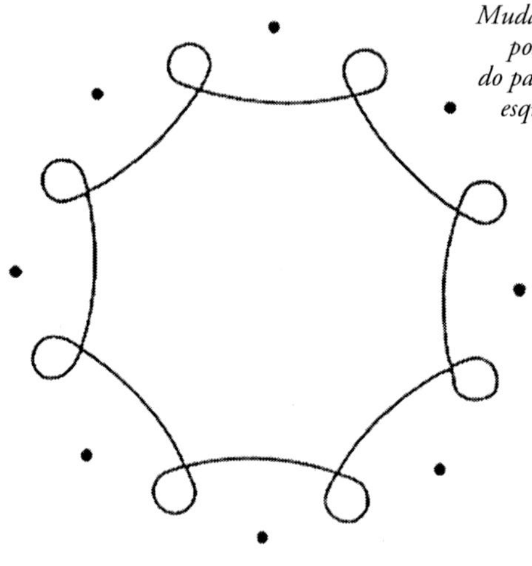

Damos as mãos em pares e formamos um grande círculo, todos direcionados para o centro. Cada par resolve quem ficará à direita. Durante a dança haverá troca de pares, mas quem está à direita fica no lugar, como um rochedo no mar. Quando chega a hora daqueles que trocam de par dançarem até o próximo parceiro, aqueles que ficam no lugar dão a outra mão ao próximo parceiro e o guiam num arco até o lugar. A mão esquerda fica livre para receber um novo parceiro. Entre as trocas de pares, dançamos sempre juntos no grande círculo olhando para o centro, o pé esquerdo cruza sobre o pé direito, à frente, o direito abre, então o pé esquerdo enfatiza com um pequeno giro do corpo cruzando atrás do direito e o direito abre novamente, então vem a troca. Esse é o fim da dança para *Beech*.

Antes todos se encontram no grande círculo e uma dançarina por vez dança só, como ela quiser, com 4 passos de valsa, um pouco para o centro e de volta ao seu lugar. Quem não quiser dançar dá um sinal ao próximo. Quando todos, um após o outro, tiverem feito a sua dança, começa a dança conjunta, como eu descrevi.

Música: CD Schlüsselblume, Tanz für die Buche, n° 2

Beech – o Floral da Tolerância

Quando eu vejo esta dança, começo realmente a entender o que é tolerância no dia a dia, o quanto depende de nós nos doarmos mutuamente. Quando todos do círculo dançam os passos ao centro, as pessoas se mostram muito como elas estão nesse momento. Dependemos todos de que ninguém interprete, mas que guardemos aquilo que pudemos ver e observar neste momento. Eu vejo coisas que me agradam, outras que me são estranhas, e respeito, pois não sou a medida de todas as coisas. Não conheço nenhuma outra dança onde grande parte do tempo exija tanta tolerância. Acima de tudo, demora um bom tempo até que todos tenham tido vez, quando o grupo não é muito pequeno. E também muitos ultrapassam com sua dança pessoal o tempo combinado. Se for alguém diretamente antes de mim, devo pensar em como compensar isso. Dançamos todos para o centro, mas fica claro que isso no momento não é igualmente importante para todos. Quanto mais nós dançamos, mais eu vejo. E finalmente dançamos todos, uma dança específica, e eu me pergunto, quanta tolerância nos devemos permitir quando nos encaixamos a uma determinada estrutura.

Vemos toda a diversidade nesse momento.

Nunca, até agora, havia entendido o quanto Edward Bach percebeu da coexistência humana, algo que não é tão evidente para todos, e com seus florais conseguiu ajuda para nós. Aqui fica também muito clara a dimensão política: não são os grandes planejamentos que irão nos salvar, mas sim a tolerância expressada por Edward Bach.

Nesta dança trata-se também muito do que Susanne Fischer escreveu sobre o Beech, mostrando claramente que muitas pessoas se levam tão a sério que as outras pessoas à sua volta verdadeiramente não têm nenhuma chance. Mais ainda me tocou que o Beech nos ajude com seu floral a ser tolerantes e ter compreensão com o comportamento diferenciado das pessoas.

Entendo que não devemos levar em conta os padrões habituais e sim perceber a individualidade do ser e honrá-lo.

A história desta dança

Assisti a primeira parte da dança três vezes, com grupos diferentes. Eu não sei se foi por coincidência que sempre tenham sido grupos apenas de mulheres, dois do norte da Rússia e um da Lituânia. E sempre uma mulher depois da outra dançava ao centro e retornava ao seu lugar, ou ficava dentro da roda e passava por todos até que voltasse ao seu lugar. Na roda das lituanas, uma delas dizia o nome da mulher que dançava. Eram grupos grandes, e eu vi eventos com muitos espectadores (uma vez foi num programa de televisão), mas ninguém se incomodou por demorar tanto.

Em minha experiência, quando esta dança é dada ao começo de um seminário, entrosa o grupo de um modo intenso, quando no começo fica claro que pequenas inibições precisam ser superadas. Charlotte teve a ideia de repeti-la ao final. A diferença que observamos disse tudo...

Centaury

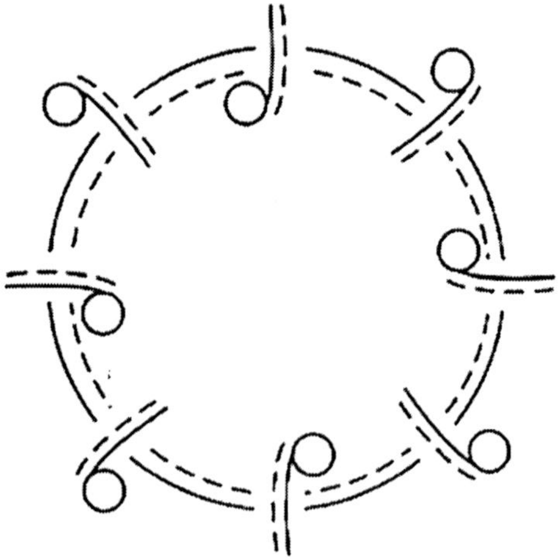

Começamos com 16 passos em pares de mãos dadas no círculo.

Agora, os que estão dentro dão um pequeno passo para a direita, e os de fora dão um pequeno passo à esquerda, para o centro, e se colocam atrás da parceira. Ambos esticam bem os braços ao lado, na altura dos ombros, e as mãos direitas e esquerdas se encontram.

Então cada um dá um passo pequeno e levemente acentuado na direção indicada, e por si só as mãos esquerdas vão para baixo e as direitas para cima de modo que formem um portal, e os dançarinos podem se olhar inteiramente e não somente nos olhos.

Dançam então agora os que estão fora com 2 passos pequenos e um grande, novamente para o centro, depois que ambos novamente se olhem através das mãos esquerdas, novamente para fora, e depois de volta ao lugar de início e então soltam a mão direita. Isso dá àquele que está dentro a possibilidade de fazer um próprio círculo através do portal da mão esquerda e de novo dar as mãos de modo que dê os próximos 16 passos no círculo, na direção da dança.

Então começam os de fora a dançar para o centro e os outras ficam atrás deles e dão a proteção com braço esticado. Quando ao final, os de fora fizerem seu próprio círculo, vai adiante para o próximo.

Música: CD Espe, Tanz zur Perlmutternen Mönchin, n° 7

Centaury – o Floral do Servir

É uma dança que dançamos juntamente com muitas outras pessoas, mas com igualdade de direitos, e com isso também as equivalências são asseguradas e significantes. Um ponto muito intenso é quando todos se olham, enquanto que os braços formam um portal e, depois do portal, algo novo começa.

Para algumas pessoas é algo novo mostrar-se com toda sua própria força, com tudo que é bom em si, e também com o seu lado não tão bom. Importante é também que aguentemos firme e sintamos nossa coluna. Dar e receber são distribuídos justamente, um protege o outro na dança. Cada um faz o círculo individual no lugar certo e só assim a dança pode continuar. E temos na dança a possibilidade de ter sempre um novo parceiro ou parceira para experimentar, mostrar a si mesmo e perceber o outro.

A dança mostra muitas imagens, que podem me ajudar a identificar e fortalecer meus desejos, e também a ver até que ponto eu quero aceitar o desejo do outro.

A história desta dança

A história desta dança tem muito a ver com o floral de *Centaury*. Nós a dançamos pela primeira vez no seminário da "Monja Perolada",* de Ursa Krattinger. Com esse livro ela estabeleceu o acesso à teologia feminista para muitas pessoas. Impressionou-nos, entre outros, como ela falou de sua "Professora" de teologia e amiga íntima com tanto amor e gratidão; e então ela seguiu adiante com seus próprios passos, deixou-a com grande respeito e amor, mas foi. Assim, essa dança tornou-se a dança da separação, e a observação do outro teve como centro a "admiração" – admirar e mesmo assim seguir em frente. No começo dançávamos livres no salão, aos pares, o que quer dizer que quem vai deixa o outro sozinho e fica só também, e precisa, quando possível, encontrar um novo parceiro.

Então veio o tempo com muitos grupos de autoconhe-

---

* NT: A Monja Perolada se refere à jornada espiritual de uma mulher.

cimento, e a separação desempenha um grande papel, frequentemente dolorido e duro, e muitos foram confrontados de tal modo com suas experiências que a Dança para eles ficou pesada. Por isso a deixamos descansar por um longo tempo.

Tive a ideia, então, de dançá-la no círculo, e ela ficou nova e diferente. Justamente nesses dias eu descobri *Centaury*, e estava tão feliz com esse floral, que o meu coração pedia: "Querido Deus, dai-me uma dança para ele", e nesse momento eu vi: nós a temos.

Cerato

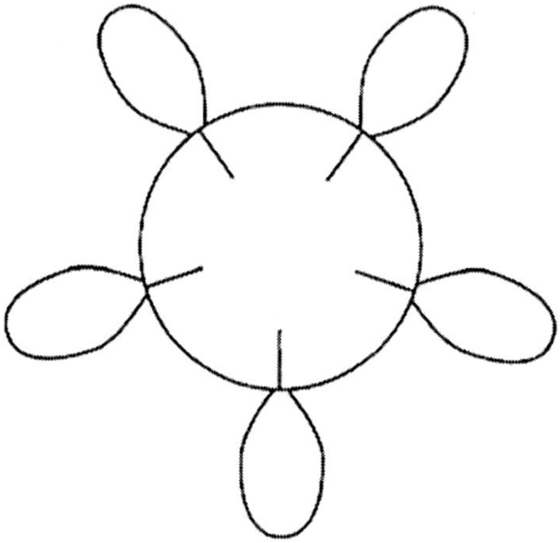

A dança tem três elementos, e como ela deve ser uma dança para a intuição, deve ser possível que ela nos conecte umas às outras sempre de nova maneira.

E estas são as três partes:

1. De mãos dadas, no grande círculo, viradas para o centro, damos os seguintes passos: direita para o lado, esquerda cruza atrás.

2. 4 passos para o centro, enquanto os braços esticados sobem bem lentamente até a altura dos ombros. Depois com 4 passos para trás voltar ao círculo abaixando os braços.

3. Virar para fora com um impulso, e com os braços abertos ir em 8 tempos se afastando do centro, fazer um arco (uma curva) e voltar ao círculo.

Podem-se fazer as duas formas 2 e 3 juntas numa dança, primeiro para o centro, e quando se chegar ao círculo, imediatamente fazer o giro para fora, ou primeiro para fora e depois para o centro.

Eu gosto de dançar de modo que comecemos com os passos no círculo e, então, sempre alternando uma dança primeiro ao centro e a próxima começando na outra direção.

Faz uma grande diferença se eu danço primeiramente para o centro ou para fora. Por isso, fazemos essa dança imediatamente uma segunda vez e começamos de outra forma, diferente da primeira vez.

Quando o círculo não é muito grande, quer dizer, o caminho ao centro não muito longo, algumas começam espontaneamente a dançar para o centro.

Música: CD Schlüsselblume, Certo, nº 9

Cerato – o Floral da Intuição

As referências a este floral são variadas. Ir para fora com os braços abertos, é uma imagem clara que indica que evidente e abertamente eu honro minha opinião e sigo meu caminho com clareza. Mas, mesmo quando à primeira vista eu estou sozinha e os outros estão à minha volta, o centro protege as minhas costas. Com minha intuição não flutuo simplesmente para onde me apraz, mas estou integrada na sociedade com os outros e me oriento nos valores espirituais que são preservados no centro.

Para que eu não passe simplesmente pelos outros, mas também não fique constantemente pedindo conselhos, eu danço sozinha o dobro de passos, mais do que quando incorporada no círculo.

Quando leio os aspectos negativos da dança, escritos por Mechthild Scheffer, de como as pessoas escutam demais as outras e se deixam facilmente conduzir de forma errada, penso que Edward Bach era um profeta. Quantas vezes e em que alarmante proporção nos deixamos seduzir, sem perceber, por artigos da imprensa ou propaganda.

A história desta dança

Esta forma que descrevi, nós a dançamos pela primeira vez em 1992 em Weinfelden, na Suíça. Não à toa, pois nunca havia visto tantos *Cerato* num só lugar como lá. Não somente no jardim de Francesca, como também em muitos lugares da cidade, plantadas simplesmente para enfeitar os jardins e as casas.

Muito me impressionou naquela época a maneira como nos dirigíamos diretamente do centro para fora, com os braços esticados, ao invés de começar mantendo a concentração indo para trás até o círculo; isso era deslumbrante, mas não nos agradava nada, até que alguém encontrou as palavras esclarecedoras: "Isso parece arrogância".

Úrsula viu como intuição tem a ver com dar e receber, e sempre me faz bem seguir esse aspecto.

Cherry Plum

Primeira parte

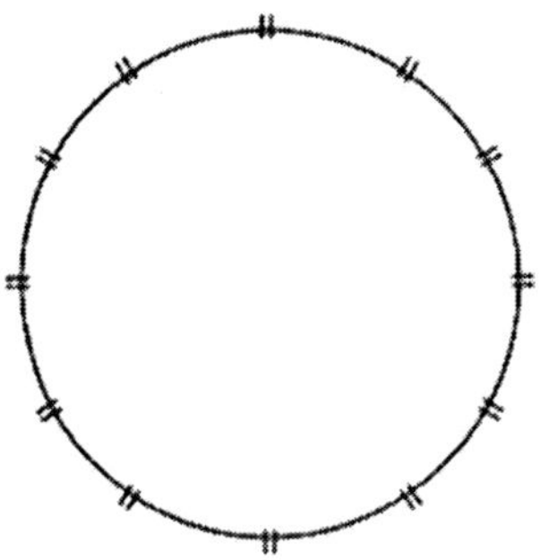

ıı = *bater os pés fortemente*

Segunda parte:
caminho de uma dançarina:

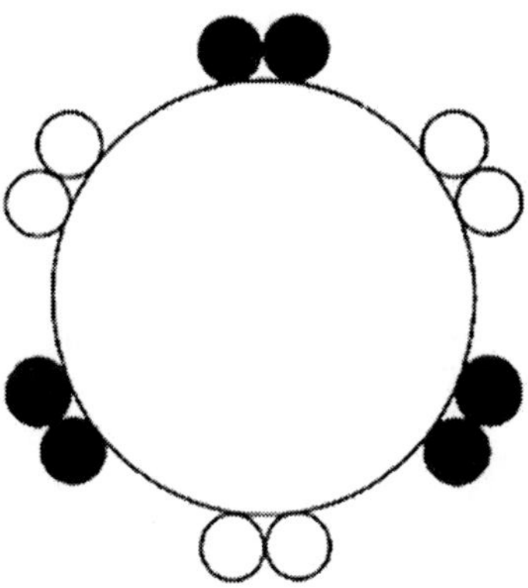

● *braços levantados*
○ *braços cruzados à frente do peito*

Formem um círculo, deem as mãos e vão 4 passos rápidos, então virar para o centro e bater 4 vezes os pés com força. Isso continua por um tempo, então acontece uma pausa no qual balançam duas vezes no mesmo lugar e, agora de mãos dadas, 8 passos lentos na direção da dança para a lua crescente.

Agora soltem as mãos, levantem os braços esticados bem alto e com duas vezes 4 passos, façam dois círculos individuais (4 tempos para cada); fiquem atentos para que, enquanto isso acontece, vocês sigam à frente no círculo. Então dar as mãos novamente e dar 8 passos para trás para a lua decrescente, na direção da dança. Depois novamente dois círculos individuais para a lua nova. Enquanto isso, mãos cruzadas sobre o peito.

Todos aqueles que conhecem a primeira parte podem fazer a próxima. Dividimos o círculo em quatro partes iguais se possível, e cada quarta parte começa a dança numa fase diferente da lua. Um grupo fica com a lua crescente, e o próximo com a lua cheia, o terceiro com a lua minguante e o último com a lua nova. Assim vemos as quatro fases da lua ao mesmo tempo.

Música: CD Espe, Der Kirscgbaum, n° 6

Cherry Plum – o Floral da Tranquilidade

Deixar ir, soltar-se – este é o pré-requisito para a tranquilidade – a dança oferece duas maneiras. A primeira forma é através das batidas com os pés – entregar alguma coisa à terra, liberar-se, ao mesmo tempo sentir o chão sob os pés. Também nos soltamos à medida que nos descobrimos através da relaxante coreografia e da melodia da dança.

Dá para notar em cada grupo que dança *Cherry Plum*, como cada um se torna relaxado e tranquilo. Ela oferece também uma possibilidade de observar com calma, que em certas partes da dança precisamos soltar as mãos, porque senão não seria possível dançar algumas formas, especificamente na parte da lua nova e da lua cheia. Além disso, o soltar é bem natural, pertence à vida e não é nada terrível ou catastrófico. E assim como soltar pertence à vida, segurar novamente, dar as mãos, também.

Quando não atrapalhamos o ciclo, tudo acontece no tempo certo, e não precisamos nem pressionar ou precipitar e nem mesmo ter medo. Tudo isso tem a ver com passar solto pelos acontecimentos, não levar tudo tão a sério e nunca reagir com medo. Quando vemos isso tudo acontecer numa dança de ciclos, então tudo faz sentido num plano mais elevado. O ciclo da lua corresponde às estações do ano, aos elementos, às fases da vida, aos pontos cardeais. Quer dizer que, ante cada novo cenário, eu poderia contar muitas histórias de deixar ir e reencontrar.

A segunda forma nos mostra ainda mais; é onde vejo todas as fases ao mesmo tempo, com tudo que nele que me é agradável e também o que me desagrada. Naqueles que dançam à minha frente, eu vejo como acontecerá comigo. Aqueles do outro lado, fazem o oposto do que eu faço, e mesmo assim não me é estranho. Quanto mais alguém presta atenção, mais a dança oferece.

A história desta dança

Nós a dançamos há um bom tempo e somos gratas por ela (assim como a muitas outras danças), como Susanne Fischer escreve no seu livro *Árvores e Flores*. Dela sabemos que a cerejeira representa a lua e os ciclos. Nessa dança nós imergimos sempre de corpo e alma nos ciclos. *Cherry Plum* também nos introduz novos aspectos, nos mostra claramente o que nos envolve no dia a dia e nos ajuda a ver as situações difíceis, num outro plano, e nele esperar ajuda.

Preciso sempre pensar de um modo intensivo, enquanto escrevo, de como nós a dançamos num fim de semana onde fizemos os Contos de Fadas. Em Contos de Fadas era importante guardar um segredo. E nós nos perguntávamos sempre se era bom a mulher guardar segredo quando recebia uma missão, mesmo que por isso sofresse punição. Na fase da lua nova, onde nos dirigimos alguns passos ao centro, para o segredo, temos uma ideia de quantos segredos sagrados estão à nossa volta, os quais nós não podemos explicar, mas sentimos suas bênçãos. E é por isso que para mim será sempre um segredo, o que acontece justamente nessa dança que nos traz tanta tranquilidade.

Mais uma fábula pertence a essa dança. No começo não batíamos os pés no início. Mas a fábula de "Karfunkelstein" nos conta de um rei que possuía uma grande quantidade de pequenos homens cinza, que poderiam responder a qualquer pergunta que se pode imaginar num piscar de olhos. Só uma pergunta não era respondida: "Por que a cereja é um fruto macio com uma semente dura?" Alguém disse que o pastor do campo saberia a resposta, e ele disse que a bela fruta era para ser comida e que o caroço deveria ser posto no solo para que crescesse uma nova árvore com frutas lindas e doces. O pastor conhecia os ciclos e por isso sabia a resposta.

Os ciclos são muito importantes para os lituanos. Logo depois do Natal eles começam a cantar uma canção para o Espinheiro, que é o primeiro a florescer na primavera, e como todas as regras da arte, seduzem, pedem e cantam como é grande a saudade que têm dele e da primavera.

Chestnut Bud

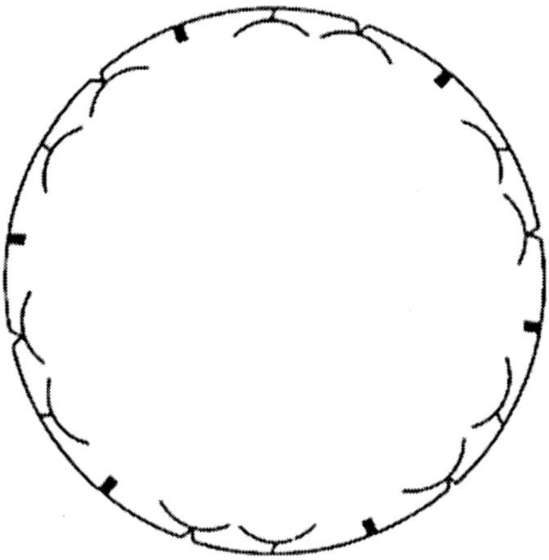

Dançamos no círculo, de mãos dadas, 2 passos na direção da dança, viramos para o centro e balançamos no lugar – direita, esquerda – os pés ficam firmes no chão; novamente 2 passos na direção da dança e balanço.

Então olhar à frente e ir para trás – realmente, não ir para trás, mas começando com o pé direito dar 4 passos para trás colocando um pé atrás, mas bem perto do da frente, colocando o peso como se experimentasse se o solo me aguenta. Depois, começando com o direito dar 2 grandes passos para frente. Agora virados para o centro colocar os dois pés juntos– um final bem marcado depois do que pode-se começar novamente: 2 passos e então balançar virados para o centro.

É importante prestar atenção ao balançar, virar-se totalmente para o centro, e ao ir para trás colocar um pé diretamente atrás do outro, e não fazer passo normal.

Música: CD Schlüsselblume, Solidarisierungs-Tanz, n° 18, e CD Stalti, n° 12

Chestnut Bud – o Floral do Aprendizado

No centro todos os valores espirituais são revogados, por isso nessa dança a virada para o centro deve ser bem marcante. Os passos testados sempre novamente no passado são uma imagem para a escolha e consideração. Algumas coisas que antes foram muito preservadas podem talvez me machucar hoje e podem ser muito importantes numa outra ocasião ou situação.

A dança ajuda a permanecer sobriamente no presente, e a dar passos claros e resolutos. E quando ao final de cada sequência da dança estamos com os dois pés dirigidos ao centro e fazemos uma pausa, significa nessa hora o final daquilo que foi e a possibilidade de um novo começo. Isso se repete em intervalos periódicos.

O botão da castanha esconde folhas e flores, e quando eu penso que lindos eles são, aprender se mostra como algo muito promissor. Todos esses tesouros são protegidos por 14 películas ocultas nesse momento. Gerlinde descobriu que cada ciclo da dança tem 14 passos.

A história desta dança

A ligação dessa dança com o floral de Bach resume-se em parte à sua história. Nós a dançamos desde 1986 para nos solidarizarmos com a minoria. O povo letão era, pela primeira vez na sua história, quase a minoria em seu próprio país. Existiam planos concretos para exterminá-lo, e então, no último desespero, começaram novamente a criar coragem em suas fontes espirituais, e novamente desenvolver a esperança. Diz-se entre nós, que a minoria só sobrevive quando guarda seus valores espirituais. Os letões têm todos seus tesouros espirituais preservados no folclore. La está tudo incluído, e cada geração busca para si o que precisa, para manter sua estrutura no presente. Assim me disse Helmi Stalts, que me deu, sem imaginar, uma imagem para esta dança.

Primeiro escrevi a dança muito codificada e a mostrei com outro nome. Quando ela ficou bem conhecida como a dança da solidariedade, nos dias que dançamos em Heiligenberg, na Alemanha, em 1987, fiquei com medo de não conseguir mais visto para a Letônia. Mas o desenvolvimento na Rússia estava já tão avançado que não me prejudicou em nada ter apresentado a dança. Com um grupo de mulheres de Bad Boll, dançamos no monumento da Liberdade juntamente com aqueles que cantavam a canção. Todos que estavam presente disseram que jamais esqueceriam isso.

No decorrer do ano, dançamos em muitas ocasiões, quando queríamos nos solidarizar com minorias para fortalecê-las.

Às vezes pensamos também quais partes de nós mesmos tratamos como minoria. No aspecto de *Chestnut Bud* é também muito importante prestar atenção, quando damos os passos para trás, que não sejam simplesmente passos, quer dizer, relembrar o que de errado existiu no passado, procurar culpados, trabalhar o assunto e lutar contra essas partes em nós. Nós estaríamos tão longe do ponto de partida que seria impossível retornar a ele em 2 passos. Colocando um pé cuidadosamente atrás do outro, quer dizer, ficar no presente, prestar atenção no que acontece, no que eu posso precisar agora, e então eu posso com 2 passos ir à frente um bom pedaço e alcançar o futuro próximo.

Chicory

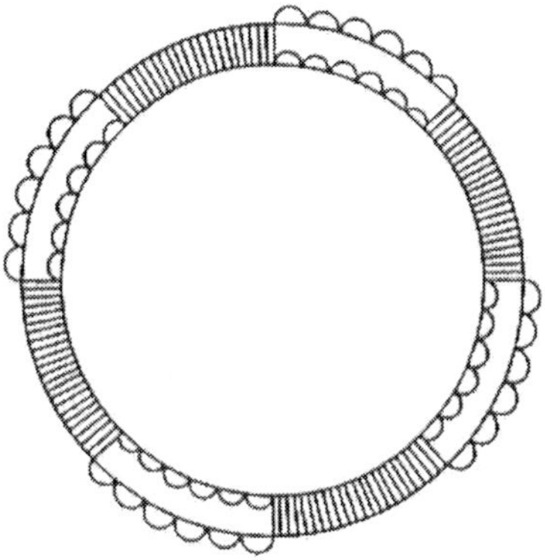

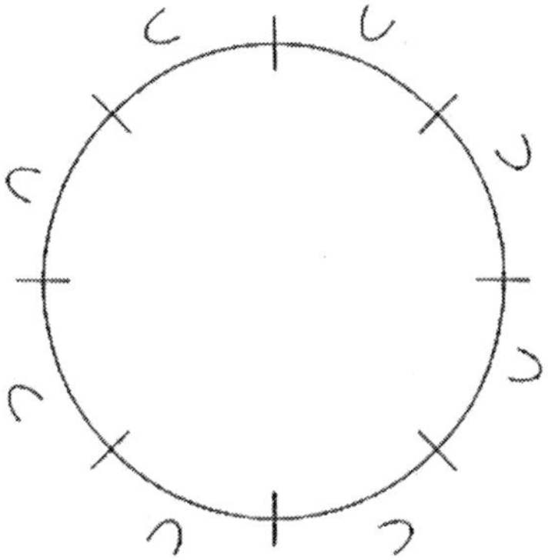

||| = *de mãos dada*

direção do olhar

Chicory move suas flores de acordo com o sol e se vira na direção dos quatro pontos cardeais. Assim também fazem todos os que dançam essa dança, e, além disso, descrevemos no círculo o ciclo do sol.

Começamos no círculo, em pares, 11 passos na direção da dança, e no 12º paramos, damos então 3 passos à frente e no 4º paramos novamente. Precisamos dessa pequena pausa para nos virar para fora e dar as mãos – estamos agora em dois círculos – novamente na direção da dança 11 passos, pé esquerdo para o lado, direito cruza à frente. No 12º tempo, novamente uma pausa e depois 3 passos adiante e parar no 4º.

Agora damos as mãos em pares, nos viramos e olhamos na direção contrária à dança, damos 11 passos e depois da pausa 3 passos de costas na direção da dança, e depois repetir virando para o centro, dançar em 2 círculos. E nesse momento vamos com o direito para o lado e o esquerdo cruza por trás.

Nesta dança é muito importante que prestemos bastante atenção um ao outro; por exemplo, quando dançamos virados para fora, o grande círculo precisa pensar em não apertar o círculo de dentro, e quando todos olham para o centro, o círculo de dentro não deve ser feito muito grande, de modo que os que estão fora possam dar as mãos. A responsabilidade é sempre daqueles que podem enxergar seus pares.

Um ponto bem importante na dança depende que todos fiquem parados após os 11 passos, para em seguida continuar. A música vem da Lituânia, a canção fala sobre o solstício de verão.

*Música: CD Schlüsselblume, Wegwarte, n° 24***

Chicory – o Floral da Maternidade

Não conheço nenhuma outra dança na qual todos os

---

* Quem quiser pode dançar esta dança com portais. Sempre na última (4ª) fase voltada para dentro, aqueles que estão no círculo interior fazem portais e retrocedem 3 passos, enquanto aqueles que estão no exterior passam através dos portais. Ambos novamente se voltam na direção da dança – assim círculos interno e externo se alternam, e o considerar o próximo toca a cada um de forma totalmente nova.

participantes tenham de levar os outros tanto em consideração. Isso sucede simplesmente porque eu preciso contar com que os outros lembrem que não tenho olhos atrás e posso pisá-los facilmente ao ir para trás, assim, é preciso que eles me deem um sinal. Por outro lado, na minha vez, eu sou responsável por esse sinal.

No círculo interior devem-se dar passos pequenos para que os do círculo de fora não precisem correr. Quando estamos em pares de mãos dadas, os do círculo de fora são os doadores, quando partimos do pressuposto que a mão esquerda é a mão que vem do coração, e que dá. Dançamos o mesmo depois na direção da dança de costas: dar e receber serão distribuídos ao contrário. Isso se repete também nos dois círculos, dependendo se olhamos para fora ou para o meio do círculo. Na mudança das partes em que dançamos em pares, precisamos prestar bem atenção para que os dois não se percam. O responsável é sempre aquele que pode enxergar o outro.

Quem gosta de se meter, de ficar forçando sua ajuda aos outros e quer tomar conta de tudo, fica bem perdido nessa dança, e vai simplesmente atrapalhar. Precisamos, sim, prestar atenção no outro, mas não na imposição pessoal, porque isso a dança regula. Isso nos torna livres para dedicar aos outros nossas atenções e emoções maternais.

A história desta dança

Dançamos *Chicory* já há bastante tempo. A lenda conta que a filha de um rei precisou deixar ir seu amado para os lados do oriente e ele nunca mais voltou. A jovem não conseguiu aguentar e ficava à beira da estrada à sua espera. Deus teve piedade e a transformou numa flor. E é precisamente essa flor que ajuda na autopiedade e no sentimento de perda. Ela se vira sempre na direção do sol.

Esses sentimentos sempre nos invadem quando perdemos contatos importantes. Nessa dança viramo-nos sempre na direção do sol – como *Chicory*. E assim surgem muitos contatos diversos, que justamente por isso são tão versáteis e belos, porque por si só geram e se ajustam sem intenção e sem pré-requisito.

Às vezes dançamos essa mesma dança numa música mais rápida. Cláudia, em Augsburg, nos fez prestar atenção em como é importante seguir em frente depois de fazer a pausa no décimo segundo passo. Na vida isso é sempre muito difícil, mas, muitas vezes, tudo depende de que o façamos.

Clematis

forma básica

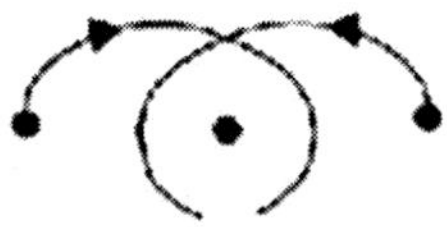

primeira variação

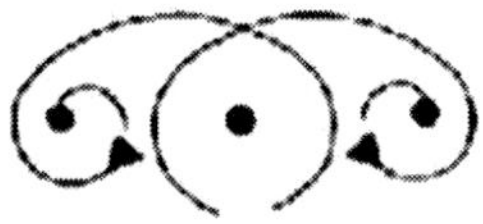

segunda variação

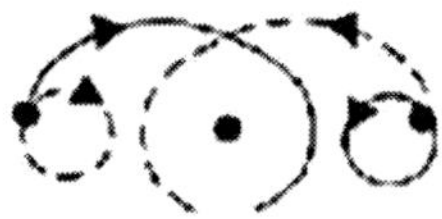

terceira variação

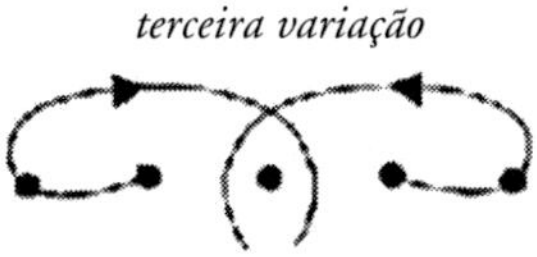

quarta variação

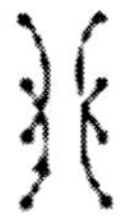

quinta variação

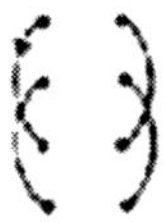

sexta variação

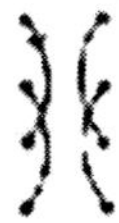

sétima variação

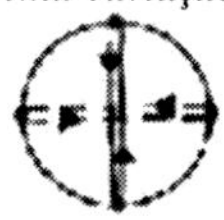

Fazemos uma linha de três pessoas, pode ser uma atrás da outra, no círculo, em linha ou livremente espalhadas pela sala. De mãos dadas damos 4 grandes passos à frente, 2 saltos no lugar, 4 pequenos passos para trás, e novamente, 2 saltos no lugar. Quem está no meio faz um portal com o parceiro da esquerda. Quem está à direita dança através do portal e o do meio também, então o portal vem para o outro lado e quem está à esquerda dança através dele.

Variação 1: 4 passos à frente, 2 pulos, 4 passos para trás (de costas), 2 pulos, então quem está à direita faz o portal, dança através dele e vai como na forma básica através do portal à esquerda. Só depois de 4 passos, 2 vezes repetidas, tudo é feito pelo lado esquerdo.

Variação 2: Tudo como na variação 1, só que enquanto a pessoa do lado direito atravessa seu próprio portal, a da esquerda passa ao mesmo tempo através do mesmo portal e logo tudo se repete pelo lado esquerdo.

Variação 3: Dar as mãos em grupos de 5, a pessoa do meio faz o portal com a parceira da esquerda e as duas da direita passam e logo em seguida o mesmo se repete pelo outro lado.

Variação 4: Quatro se põem juntas, dois pares um atrás do outro. As de fora dão as mãos, novamente dois blocos de 4 passos com pulos, então os da frente se soltam e vão para trás, que estão na frente oferecem um portal e os dois de trás passam, para depois recomeçar.

Variação 5: Tudo como na variação 4, só que os dois de trás fazem um portal e os da frente vão de costas, desse modo chegam os de trás nesse portal, e fazem o mesmo agora de sua parte.

Variação 6: Depois de dois blocos de 4 passos à frente com os pulos e voltando novamente, os da frente mantêm as mãos dos pares de trás, se soltam e dançam em 4 passos de modo que se coloquem atrás do outro par e possam novamente dar as mãos, então os outros fazem o mesmo.

Variação 7: Os quatro formam um pequeno círculo e dão as mãos no meio – o que parece uma roda. Então vem os passos com pulos, e depois os dois que se defrontam soltam as mãos, os outros dois fazem um portal, e os dois primeiros podem trocar seu lugar passando através do portal, e aí fazer um portal para os outros dois.

Música: CD Espe, "Kur tu teci", n° 2

Clematis – o Sonhador ou o Floral da Realidade

Quando uma dança tem sete variações, terá com certeza outras mais. Eu dancei em Genebra só a primeira forma. Lá, estava um inglês que ouviu falar das Danças dos Florais e queria aprendê-las. Na forma bem simples da dança ele afirmava que essa seria a dança para *Clematis*. Eu não consegui me identificar com isso, mas guardei essa referência. Quando Andreas descobriu as variantes 2 e 3 no seminário, eu senti a coisa mais de perto. Na festa do folclore em Riga eu vi as outras formas e então tudo ficou claro para mim.

Eu fico curiosa para saber o que ainda virá de tudo isso. Claro que se pode idealizar muita coisa, e quando alguém idealiza formas que não combinam com a música ou que não se possa dançar com os pés no chão, que se movem mais na fantasia e que tem mais a ver com acrobacias do que com dança, as gotas de *Clematis* são certamente indicadas.

A história desta dança

Eu trouxe esta dança da Letônia. A canção fala de um galo que corre pela granja para acordar as moças. Mas elas não se levantam, dizem que ainda têm sono, não se deixam incomodar pelo galo, porém esperam até que o amado as acorde com um beijo. "Kur tu teci" é uma das canções mais conhecidas do folclore letão. Todos a conhecem. E quando um turista que esteve na Letônia conhece alguma canção, então será essa, e nós a chamamos simplesmente de "Kur tu teci".

Quando os letões querem dançar esta dança, eles simplesmente a cantam. Por isso eu não encontrei nenhuma gravação aceitável para que pudéssemos dançá-la. Em todas as gravações letãs aparece sempre "algo" a mais; e mesmo que seja um galo que canta alto, atrapalha a cadência dos passos. Então não me restou outra solução, pedi ao grupo Taktzente que tocasse a música para nós.

Sempre que mostro essa dança letã, ela é bem conhecida, até por pessoas que nunca ouviram falar da Letônia. Isso quer dizer que essa dança está no sangue de todas as pessoas, que essa forma e essa imagem estão tão interligadas à vida que ela é reconhecida em todos os lugares.

Minha experiência com essa dança é que por todos os lados as pessoas se alegram com ela, relaxam, e nos seminários é comum as pessoas aplaudirem ao término da dança, o que realmente não é tão comum.

Crab Apple

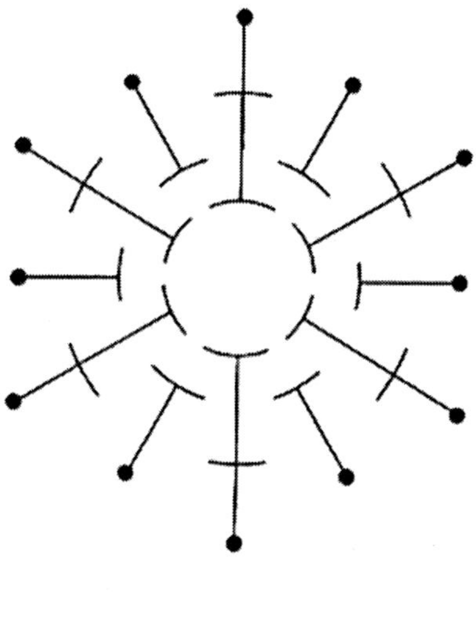

Colocamo-nos em dois grandes círculos intercalados, virados para o centro. Todos fazem os movimentos com as mãos e os braços que lembram como se estivessem lavando (limpando) em oito tempos. Primeiro para baixo quase até os joelhos, de lá, bem rente ao corpo, para cima, tão alto quanto o braço possa alcançar, e as mãos que até agora eram quase como uma concha, se viram para o próprio corpo e descem lentamente. Isso é um movimento muito individual: eu só posso explicar por alto como ele foi idealizado.

O círculo de dentro faz esse movimento 5 vezes. O círculo de fora vai, depois da segunda vez desse movimento, através do espaço (janela) mais perto do centro, para isso temos 8 tempos, sendo 4 passos lentos no espaço ao centro e nos 4 tempos restantes balançam, começando com o direito, e enquanto isso acontece, perceber que algo mudou, fazer então o movimento com os braços 5 vezes.

Quando todos que antes estavam no círculo de dentro fizerem o movimento com os braços, durante a alternância restam para eles mais 2 vezes ao mesmo tempo com o novo círculo interno e vão então para mais perto do centro.

Quantas vezes essa troca acontece depende do tamanho do grupo e do espaço. Quem estiver primeiro perto do centro começa por si mesmo a se curvar e colher e depois de 2 vezes como antes, vai em 8 tempos para trás, para dar lugar para os outros. A dança é como um ritual e aguenta pequenos desvios, mudanças e até mesmo erros.

Música: Cassete Espe, Quellen-Tanz, n° 9

Crab Apple – o Floral da Limpeza

Independentemente umas das outras, várias pessoas pensaram nessa dança como *Crab Apple*. A primeira foi Regula, uma terapeuta das Danças dos Florais da Suíça, que dançava conosco pela primeira vez. Os movimentos com os braços e as mãos fazem lembrar uma limpeza no plano espiritual; mas ninguém vai ter em mente aqui limpar e esfregar. Tudo acontece de um modo cuidadoso, delicado, pessoal e amoroso.

Muito forte é a concentração para o centro e o caminho tranquilo para lá e não importa quando alguém, por engano, não faz como anteriormente combinado.

A dança proporciona uma ideia de abundância – abundância de água, que com toda segurança é suficiente para todos.

A história desta dança

Nós a dançamos já há muito tempo. Bem no início, a fazíamos numa lenda étnica, "As 12 Filhas", onde aparecia repetidamente a demanda: "Vá para a Fonte, onde sua felicidade flui como veios de água". A dança era, naquela época, um pouco diferente do que é hoje, e nas danças para as pedras preciosas se expressava como o coral, que representa criatividade.

A forma que ela tem agora foi dançada pela primeira vez no festival de dança em Heiligenberg, com muita gente, numa sala enorme. E no ano passado ela recebeu um grande impulso quando o Pastor Schneider terminou o sermão com as palavras: "Vai e cria coragem". Sua palavra tornou-se muito viva quando nos lembramos da dança, e de repente ele nos disse algo que antes não tínhamos notado: como poderíamos criar. Abundante, farto, a qualquer momento e como a antiga lei das fontes garante, que todos podem vir à água – não se tira nada de ninguém.

Logo estou com meus pensamentos nos Florais de Bach. Por dois anos seguidos as mulheres na Suíça escolheram essa dança para o dia Mundial da Oração, e eu penso seguidamente na ajuda que *Crab Apple* oferece às pessoas.

Elm

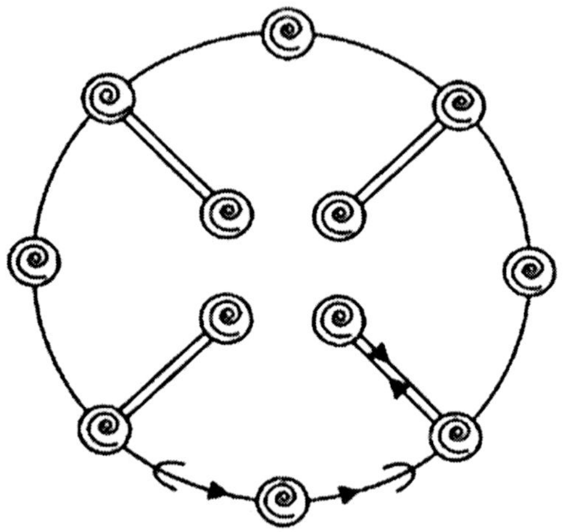

O elemento mais importante desta dança é um giro intensivo em volta de nós mesmos, como uma espiral, os pés um ao lado do outro firmes no chão. É um movimento muito pessoal, e não definimos para que direção seja o giro.

Depois da introdução e os 8 primeiros tempos da música damos 4 passos de costas, na direção da dança, e então giramos em 4 tempos, seguem 4 passos para frente, novo giro, e então 4 passos para o centro e depois de um giro, 4 passos para trás, novamente no grande círculo.

Quando começamos como descrevi, a dança acaba no grande círculo, e acontece algo como um movimento para o centro. Se começamos logo depois da introdução, acabamos no centro, esse é um ponto muito intenso na dança e, assim penso eu, não é um bom modo para terminar. E involuntariamente acontece um retorno a partir do centro, ainda uma vez, quando a música já se extingue.

Um ponto muito sensível na dança é o giro. Quando alguém ao invés disso balança, os vizinhos e as vizinhas precisam balançar também, e vão ser firmemente impedidos de girar em seu eixo.

É necessário fazer com que aqueles que não conhecem essa dança, estejam atentos de que eles vão se aproximar muito, muito mesmo das pessoas. Apenas sentir, o quanto se quer permitir que o outro se aproxime.

Música: CD Schlüsselblume, Ulmen-Tans, n° 20

Elm – o Floral da Responsabilidade

Eu a descubro através de Christa, que me telefonou para pedir algumas gotas de *Elm*: "Elas vão me dar força para me concentrar no que é importante no momento". Claro que Christa recebeu as gotas, e o que eu recebi? Ela me fez tomar consciência de *Elm*.

Elm nos ajuda quando aceitamos muita responsabilidade e recebemos mais e mais, tanto, que não tínhamos nenhuma maneira de saber antecipadamente. *Elm* nos ajuda a descobrir qual é realmente a nossa missão, e ir às fontes de energia tantas vezes quanto necessário for.

Cada um tem sua contrapartida na dança. Eu sei que eu posso dançar minha própria espiral sem perder as outras pessoas e que, mesmo elas estando perto ou longe de mim, não vou abandoná-las.

A história desta dança

Para a história desta dança de *Elm*, ocorreu-me em primeiro lugar, a rapidez com que eu encontrei a música. Com passos simples, ela oferece tanto, quase sem fim, mas perto dessa música tudo desaparece. E então eu não conseguia me decidir por um longo tempo a compartilhá-la com os outros, muito menos permitir soltá-la das minhas mãos. Mas nenhuma outra música fez a dança tão profunda e bela, e eu acho que a dança faz o mesmo com essa melodia.

A cantora letã Ieva Akuratere sabe o que fazemos nas danças. Ela ficou feliz quando eu contei sobre essa dança em especial. Ela concordou em que eu não traduzisse o texto de modo que especialmente nessa dança as pessoas pudessemm ficar com seus próprios sentimentos e não se distrair com o texto. Ieva Akuratere acompanhou o movimento de libertação letão, cantou nas barricadas, com ela a energia do *Elm* está em boas mãos.

Reinholda, em Augsburgo, nos deu o termo "circular" e a imagem da espiral. Ambas ajudam a colocar em palavras exatamente o que é essencial. Os passos no começo, quando dançamos na direção do círculo mas de costas, ela confirmou com essa frase: "Nós não começamos do zero".

Eu fiquei muito impressionada quando li num livro de

Mechthild Scheffer sobre o relacionamento entre pessoas e plantas que vale a pena considerar a seguinte hipótese: "Se certas propriedades coletivas da personalidade humana forem retiradas seguidamente do nível de personalidade de um grande grupo, o mesmo acontecerá nas propriedades das plantas correspondentes". Poderia a doença que mata o *Elm* estar relacionada com a falta de sentido de responsabilidade por parte das gerações mais jovens dos nossos países industrializados?

A dança para *Elm* é conhecida muito além das fronteiras da Europa. O povo a ama muito e faz-lhes bem. Comoveu-me, principalmente, uma terapeuta dos Estados Unidos que veio trabalhar com pessoas afetadas por Chernobyl, na Rússia. Era um grupo grande e, em certo ponto, as pessoas perderam a estrutura e não podiam continuar. A terapeuta começou a fazer com eles algumas danças e nada ajudou tanto quanto a dança de *Elm*, que acompanhou o grupo até o fim do trabalho conjunto.

Gentian

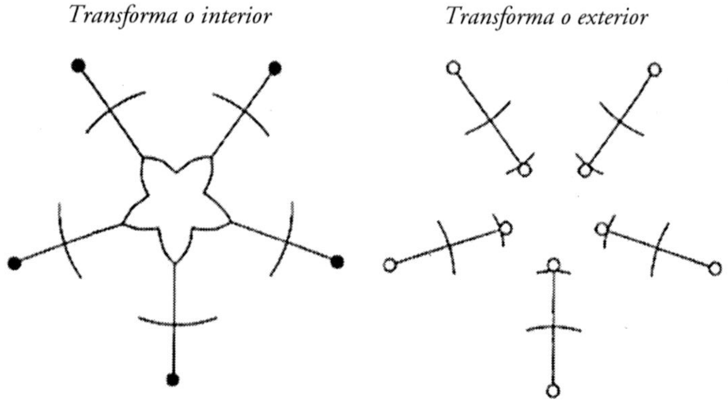

Esta dança e o texto a seguir vêm de Gerlinde Weid.

Cada um está solto no grande círculo e vai ao começo da música em 4 passos na direção do centro do círculo. Ao fazer isso abrimos os braços e damos as mãos e balançamos direita, esquerda, direita, esquerda. Vamos então juntos em 4 passos ao centro do círculo, levantando os braços, balançamos direita, esquerda, direita, esquerda. Agora parecemos como uma flor de *Gentian*.

Durante os próximos 4 tempos, nos curvamos para o centro, abaixando os braços e soltando as mãos. Cada um se levanta lentamente (4 tempos) vira-se pelo ombro direito para fora (4 tempos) e se balança, com as mãos como uma taça em frente da cintura.

Agora cada um dá 4 passos para fora, abre os braços e encontra a mão do vizinho para balançar-se. Damos mais 4 passos para fora, soltamos as mãos, e cada um gira lentamente para o meio, de modo que novamente estejamos soltas na direção do centro. Fica bonito nos olharmos enquanto balançamos indo a caminho do centro e do centro para fora.

Música: CD Schlüsselblume, Klee-Tanz, n° 8

Gentian – a Flor da Fé

Ao acreditar no significado da vida, numa Ordem Superior, ideologia ou princípio de vida, podemos transformar a dúvida, o ceticismo, o pessimismo, o desânimo, em um estilo de vida positivo. Essa crença se desenvolve na dança no caminho para o centro, na forte virada para fora (nós tomamos tempo suficiente para fazê-lo), através do movimento de energização.

Reconhecemos uma Ordem Superior, aceitamos o que é com sabedoria para fazermos o nosso melhor. No caminho da dança do centro para fora, nós trazemos nossa fé e nossa confiança no mundo, compartilhamos a "Luz na Escuridão" com as outras pessoas.

A história desta dança

A dança foi criada no ano de 1992 – escreve Gerlinde –, durante o tempo do seminário de dança com Anastasia, em Stuttgart. Meu desejo naquele tempo era "trazer de dentro para fora" e compartilhar com outras pessoas. Que esse caminho é feito sobre o centro, aconteceu por si só. O meio simboliza o interior, que está ligado a algo mais elevado.

A caminho do centro – que tomamos cada um por si – encontramos outras pessoas que estão no mesmo caminho. Colhemos do centro, com tempo suficiente e calma, isso que existe e cresce. Viramo-nos para fora, mas não vamos de imediato, porém ficamos balançando no lugar sentindo o centro à nossas costas. Nós tomamos em consideração ou damos sentido à taça em nossas mãos à frente de nossa cintura. Só então é que nós vamos, cada um por si mesmo, e encontramos os outros novamente no caminho para fora.

Hilde, de Tübingen, achou bom, neste ponto da dança, deixar em aberto a decisão se ao balançarmos damos as mãos ou se com os braços estendidos pousamos nossas mãos na do outro ou apenas sentimos.

Anastasia e eu concordamos que a dança foi criada para o Floral de Bach *Gentian*.

Uma dança para a Fé,
para as forças sobre nós e em nós,

aí de onde retiramos
e que nos sustenta,

as forças entre nós,

ao povo,
com o qual nossa alma se encontra.

Fé no inesperado, misterioso,
Fé no centro, Luz na escuridão,
Confiança e transformação.

Gorse

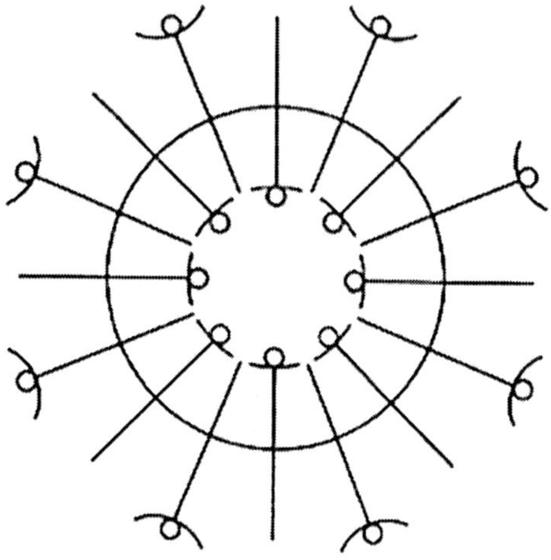

Colocamo-nos em um grande círculo virados para o centro. Uma pessoa dá um pequeno passo à frente e a próxima fica no lugar, e assim sucessivamente. Dessa forma temos 2 círculos com o mesmo número de pessoas, e todos estão bem numa abertura. O círculo de dentro vira-se para fora e chega um pouco mais perto do centro.

Para a dança, contamos 1, 2, 3 e 4, 1, 2, 3 e 4, 1, 2, 3 e 4. Os passos são muito simples, e nesta dança os braços são muito importantes. Mesmo quando o movimento dos braços é simples, a experiência tem mostrado que não é fácil mantê-los sempre esticados – por favor, certifique-se que isto aconteça.

A dança *Gorse* originou-se a partir de outra dança, onde além dos passos normais, um balanço no lugar e um passo arrastado dão o sentido. O passo arrastado (Schleppschritt) é uma imagem dos tempos difíceis em nossas vidas, quando nós nem sequer "conseguimos levantar os pés": damos um passo lateral na direção da dança, e juntamos o outro pé arrastando-o pelo chão.

E assim é a dança: os dois círculos estão virados um de frente para o outro. Todos devem saber para qual espaço se dirigir. E, então, fazemos dois passos em direção ao outro, levantamos bem alto os braços estendidos e, quando nos encontramos com os dançarinos do círculo de dentro, nós unimos as palmas das mãos e esticamo-nos juntamente para os tempos de 3 e 4 bem altos, e então dançamos os tempos 1, 2, 3 e 4, junto 2 passos arrastados. Os que vão para fora fazem com o pé esquerdo e arrastam o direito para junto, os outros direito para o lado e arrasta o esquerdo. Então, ficam um momento parados, refletem um segundo e logo vão os que se dirigem ao centro, com 2 tempos, abaixam os braços esticados e balançam no 3 e 4.

Nos próximos 4 tempos viram-se com calma para fora, deixam os braços cair bem para baixo e com novo impulso encaminham-se na direção do outro para começar.

Enquanto um círculo ia para o centro, o outro dançava para fora, deixava os braços para cima, balançava depois de 2 passos, e tinha então 4 tempos para se virar e abaixar os braços. E agora dançam os dois círculos novamente um na direção do outro.

Esta dança é bonita para cada um, mas vale muito a pena olhar todo o grupo, o que nos dá uma imagem muito bela, principalmente nos portais.

Música: CD Schlüsselblume, Charlotte-Tanz, n° 3

Gorse – o Floral da Esperança

O portal é um símbolo para um novo começo, só precisamos lembrar-nos das fábulas, do Tarô ou também das histórias bíblicas. Ele tem um papel muito importante nos rituais e não é por coincidência que o achamos sempre nas antigas brincadeiras infantis. Escritores e pensadores escolhem essa imagem quando querem dizer que, em uma situação quase impossível, uma nova possibilidade se abre.

Por que deveria ser diferente na dança? E não é de espantar que os portais venham junto com os passos arrastados. Essa dança pertence a *Gorse*, principalmente no momento em que as nossas mãos se apoiam umas nas outras e damos força e coragem a cada uma para nos elevarmos realmente bem alto. Uma imagem para recuperar a esperança.

A história desta dança

Esta dança tem uma longa história. Nós a dançamos já há mais de dez anos. Ela tem algo a ver com Charlotte Willberg, para quem eu a presenteei.

Desde o começo os passos arrastados tiveram extrema importância. Primeiro, depois de ter descoberto o pensamento cíclico, nós lemos na dança que, embora existam tempos difíceis na vida, eles passam, e que até tempos normais ou mesmo felizes certamente virão. Assim, nós criamos esperança nesta dança.

Então vieram muitos anos nos quais se escondia o sofrimento, não o queríamos admitir, o considerávamos vergonhoso e, sobretudo olhávamos como resultado de nossos próprios erros. Quando eu me sentia mal, era sinal de que eu teria feito algo errado, e quando não eu, então os meus pais. Na vida pública tem sido sugerido que se pode fugir da tristeza. Começamos a ler na dança que o sofrimento é uma parte normal de nossa vida, que tem dignidade, e nos faz avançar em nossa jornada interior.

Klaus Dörner, em seu livro *Tödliches Mitleid* (Compaixão Mortal), encontrou palavras muito sensíveis para as pessoas que vivenciam o sofrimento. Naquela época era extremamente importante para nós que fizéssemos o passo arrastado todos juntos e de mãos dadas. E, finalmente, descobrimos que em cada dança do CD "Schlüssel-Blumen" havia uma dança com portal escondida, e que só precisávamos encontrá-la.

Fizemos os portais da dança de Charlotte pela primeira vez em Münster, e Rita prestou atenção rigorosa para que não se perdesse nenhum dos elementos típicos da dança para Charlotte, e ainda hoje eu sou grata por isto. Então veio a essa dança a esperança de restaurar a dignidade ao sofrimento e resistir a tantas experiências que nos assolam.

Ao vê-la, veio claramente a certeza de que ela está relacionada a *Gorse*.

Heather

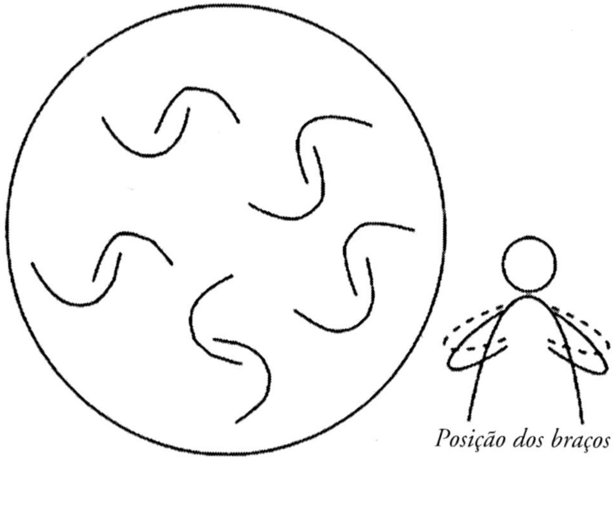

Posição dos braços

O passo básico é o seguinte: longo, curto, curto. Damos as mãos e fazemos um grande círculo e dançamos no círculo o tempo todo. É importante que o círculo seja sempre preservado.

Algumas "corujas" vão ao centro. Elas colocam a mão nos ombros, de modo que pareçam asas, e "as" movimentam vigorosamente. As "corujas" dançam no círculo 4 vezes os 3 passos, longo, curto, curto, e ficam bem perto do círculo, pois precisam achar alguém rapidamente, quando o "Rupsa, ralla" soar.

Elas enganchan alguém com o braço direito, puxam ele ou ela levemente para o centro e giram uma vez para a direita com 4 passos de 3 tempos, então enganchan com o esquerdo e giram da mesma forma nesse sentido. Uma vez no sentido horário e uma vez no outro sentido. As que foram corujas dançam no círculo e as novas corujas ficam no centro.

Música: CD Staldi, Die Eule (A Coruja), n° 3

Heather – o Floral da Identidade

A dança parece tão fácil, mas só tem sucesso quando os dançarinos/as têm empatia ou prática. Logo depois de dados os 3 passos a primeira vez, acaba a dança solo e devo procurar alguém no círculo. A dança só fica verdadeiramente bonita quando essa regra é seguida. Acontece muitas vezes que alguns fazem como querem e pouco se importam com a música ou com os outros.

Quando quero girar graciosamente, devo me colocar mais perto do centro para que as pessoas no círculo possam dançar também. Quando estou fora e ninguém me tira, não preciso temer que ninguém me queira. Se for demais para mim, vou como coruja para o centro e cuido para que o número de corujas não fique muito grande. Todos podem prestar atenção e controlar. Quando eu não quero girar – alguém disse uma vez – "Eu não quero ser agarrado" – pode-se sempre dar um sinal, ao invés de ficar esperando que o outro leia meu pensamento. Quando as corujas dançam desamparadas, se agitam no centro e não encontram alguém para girar, porque todos estão muito longe, alguém do círculo pode ir em sua direção.

Podemos também ajudar quando alguém não se acerta com a música e nunca encontra a hora certa de girar.

A dança é cheia de situações onde a empatia é necessária. Ela requer isso de todos. Todos precisam estar ativos, prestar atenção e se ajustar uns aos outros.

A dança é mais cansativa quando se dança no tapete, menos no assoalho. E se ela for bem sucedida, a alegria é bem espontânea – muito maior do que em outras danças quando são bem sucedidas.

A história desta dança

No início não pensamos em nenhum floral. Renate, em Colônia, alegrou-se especialmente com os giros e lembrou-se que quando criança dávamos as mãos e girávamos, tendo assim a sensação de sermos ejetadas numa centrífuga.

Eu não consegui entender bem o texto, perguntei a uma moça que me deu uma resposta um pouco tímida. Depois perguntei a Helmi Stälts, que me esclareceu que a canção fala do pardal que picou o olho da coruja.

Não é costume na Letônia ir a um casamento sem ser convidado, a não ser que a pessoa tenha uma bênção muito especial para dar. A coruja não se deu por achada e foi ao casamento da cotovia, portou-se mal, convidou o pardal para dançar e pisou nos seus pequenos pés. O pardal então bicou o seu olho. A coruja foi ao tribunal e lá ainda levou uma bronca por ter ido ao casamento sem ser convidada: isso não se faz, de modo algum, quando não se leva uma bênção especial.

Ainda durante o telefonema para Riga, vi nessa história tudo aquilo que não foi pedido e penetra diariamente em nossa vida e não traz nenhum sinal de bênção.

Ao dançarmos contei a história. A imagem de Renate sobre a centrífuga ficou sempre mais viva, e de repente todas as sutilezas da dança ficaram claras, de como devemos ser atentas e ativas, o quanto temos de nos identificar na dança e ter empatia com os outros – e termos sempre empatia com o que é novo e diferente.

Holly

Forma básica

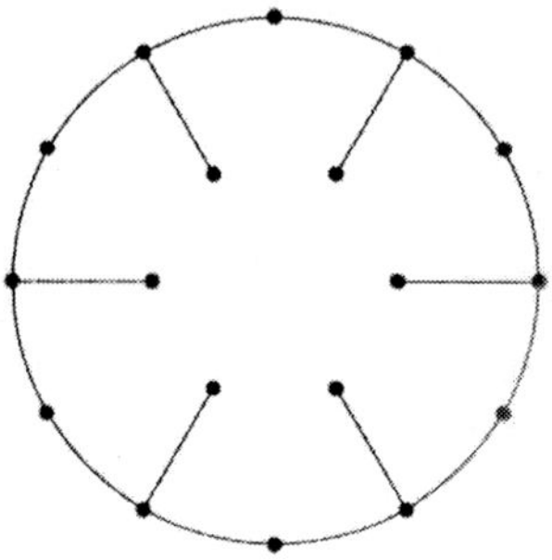

Variação 1

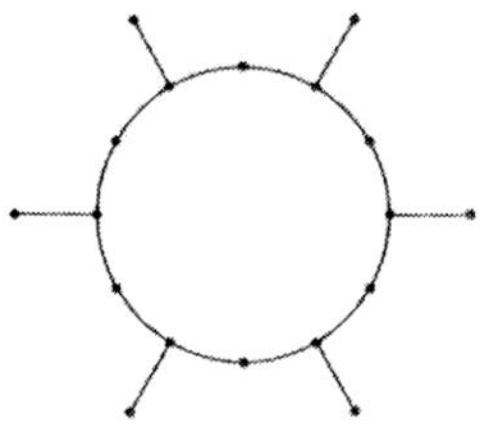

Variação 2

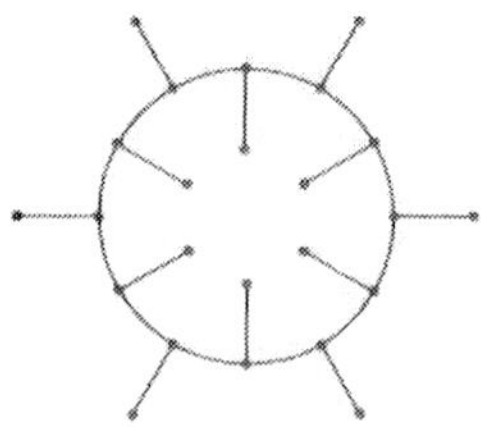

Variação 3
Para 2 pequenos círculos com muito espaço

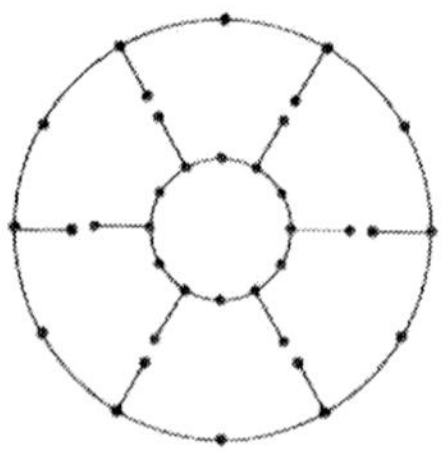

Variação 4
com pouco espaço

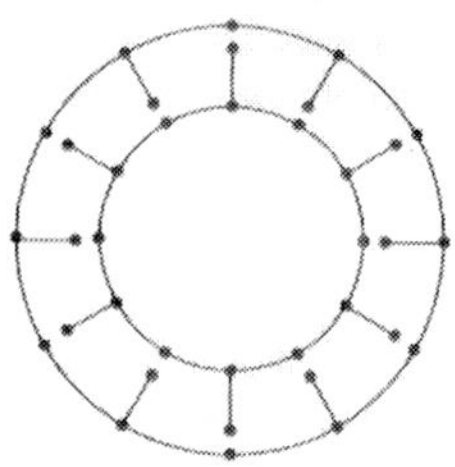

O passo básico: 2 passos e então, ao 3 – 4, juntar os pés e se colocar na ponta dos pés. Dançamos 2 dessas unidades de mãos dadas, no círculo, e então nos viramos para o centro, soltamos as mãos, nos próximos 4 tempos abrimos o braço direito à direita e depois com o braço esquerdo à esquerda, levando para isso mais 4 tempos. Agora damos as mãos e vamos com o passo básico ao centro, enquanto os braços se elevam – e então com 4 passos para trás voltamos aos nossos lugares. E agora começamos novamente.

Variações: quando eu posso dar passos para o centro, eles também devem ser possíveis para fora. Depois das duas partes do começo, nós tentamos nos virar para fora para girar. Aqui, abrimos primeiro o braço esquerdo, caso contrário, tudo continua como antes, e temos a sensação de ter entregue algo de nossa boa energia.

Então apareceram novas ideias, por exemplo, sempre na troca, depois das primeiras duas unidades, uma vira para fora e a outra dança para o centro.

Experimentamos então com 2 círculos, o de fora faz a forma como antes, o de dentro vira-se para fora, para o outro círculo, depois que ele estava concentrado para o centro. Descobrimos que esta forma se aplica se o espaço do círculo é grande o suficiente. Se o espaço é menor, encontramos outra forma: nós dançamos passando umas pelas outras, uma virada para o centro outra para fora. Isso requer muita atenção, porque às vezes precisamos passar pela outra de costas.

Música: CD Stalti, Stechpalme, "Ribu, ribu tiltilns", n° 14

Holly – o Floral da Abertura do Coração

Eu estava doente, à noite ouvia a música dos meus amigos e sonhava uma dança para essa canção. Eu estava tão feliz com isso que logo melhorei; eu só esperava uma ocasião para dançá-la com os outros. Recebi então um pacote de uma dançarina, e dentro não havia outra coisa senão um ramo de *Holly*, e nem era um ramo para decoração ou coisa parecida. E eu entendi o que esse sinal significava.

Quantas vezes nos encontramos irritados com nossos sentimentos, especialmente no amor. E o que fazemos na dança, dois passos generosos para frente, na direção da dança, nos viramos então para o centro, nos orientamos e percebemos o contato leve e delicado, horizontal à direita e à esquerda. Então vamos bem decididamente juntas ao centro, à Fonte, à Força e ao Amor.

É muito importante para mim neste contexto o ficar nas pontas dos pés, que no folclore significa "olhar por cima do muro". Sabemos também que esta proposta traz a estática interna em ordem e fortalece a coluna vertebral. Então eu penso que a variedade de formas desempenha um importante papel para *Holly*. O amor sempre encontra novas possibilidades.

A história desta dança

Eu conversei com meus amigos sobre isso, com aquelas pessoas que em sonho eu vi dançar. Helmi me comove quando fala sobre a canção quando a dançamos: principalmente, "Ribu, ribu tiltins" que conta do galope dos cavalos que se ouve na ponte. Os irmãos da jovem que havia se casado há pouco, vêm pela ponte. Eles querem saber como vai a irmã que foi para o estrangeiro, para que possam levar as notícias para a mãe. A imagem da ponte me agrada como tema dessa dança.

Há pouco tempo a dança se tornou ainda mais especial, quando o Pastor Schneider enfatizou no sermão para que não bloqueássemos o amor em condições, regras, formulas próprias de aceitação, velhas e novas regras de jogos, tornando-o imóvel; para não bani-lo para esferas espirituais mais elevadas, mas sim, vivê-lo nos passos simples do cotidiano. Como não poderia deixar de ser, lembrei-me imediatamente de *Holly*, o Floral da Abertura do Coração.

Honeysuckle

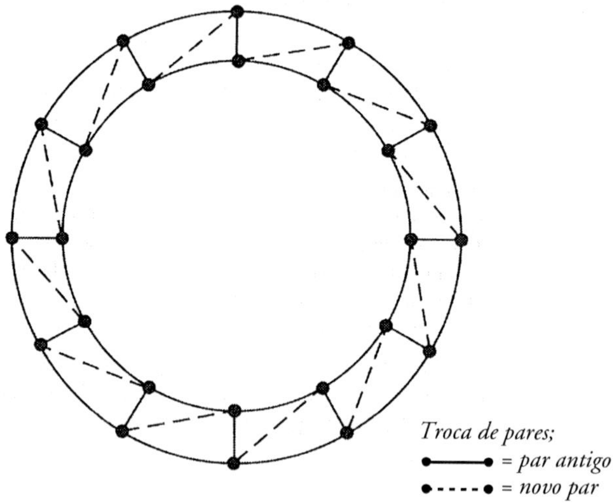

Vamos no círculo, de mãos dadas dois a dois. Damos 8 passos na direção da dança, e depois 8 passos na direção oposta, o que quer dizer, todos se viram, e nos próximos 8 passos todos os que estão dentro mantém a mesma direção. Aqueles que estão fora se viram e vão 8 passos na direção anti-horário. Então todos se viram e vão na direção do novo par. Agora juntos dão oito passos à frente e continuam como descrito.

Música: CD Stalti, Je länger, je lieber, n° 5

Honeysuckle – o Floral do Passado

Eu trouxe a dança da Letônia e não sabia como ela se chamava. Sempre que a mostrava, as pessoas gostavam e logo vinha a pergunta: "Como se chama essa dança?" Todos queriam repeti-la e a pergunta voltava. Eu não podia mais ouvir isso.

Certo dia eu disse para Christa: Se alguém me perguntar de novo, vou responder, "Quanto mais longa, melhor". Enquanto eu dizia isso, dei uma parada interna, existe sim um floral! Eu procurei o livro, e li – *Honeysuckle*, o floral do passado! Ainda hoje fico feliz que Christa estivesse presente e tenha vivenciado isso comigo.

Nessa dança todos vão de volta ao passado, essa é uma parte importante da dança, mas da mesma forma, ela convida novamente ao presente e ao futuro. Às vezes fazemos com nossa própria força, outras vezes, alguém nos pega pela mão e conseguimos junto. Muitas vezes vamos na direção oposta, finalmente vamos em frente e estamos no presente e no futuro.

Durante a música lenta e original, eu vou percebendo quantas pessoas que eu encontro na dança, e como eu percebo isso de maneira diferente, dependendo da direção que eu mesma vá.

A história desta dança

Eu estava em Riga com um grupo da Alemanha. Os Skandinieki nos convidaram uma noite, dançamos junto e sem nenhuma explicação começaram a dançar essa dança de saudação. Todos a reconheceram imediatamente, e quem a fez uma vez nunca mais a esquece.

Eu havia escolhido uma música letã que era bem apropriada e nós a dançamos por um bom tempo. Agora eu tenho a música original, e eu sinto bem dentro como essa música é tão calma e meditativa que a mensagem e a energia do *Honeysuckle* chegam bem diferente, e é muito mais atraente do que antes.

Hornbeam

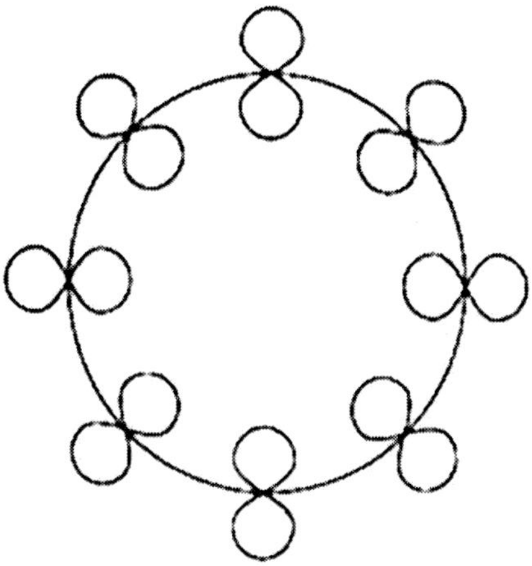

Direção da dança

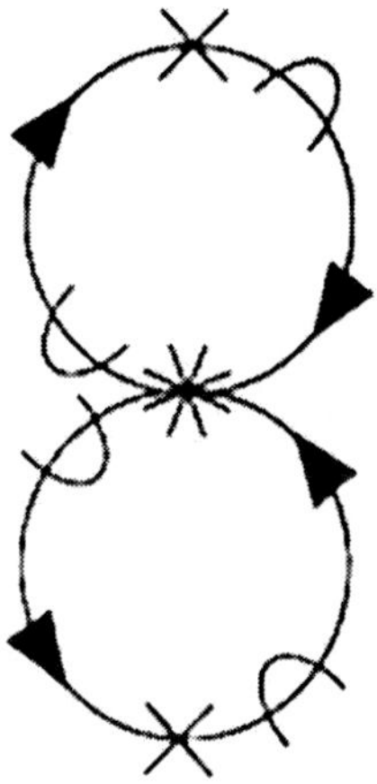

Oito individual com direção da dança

Primeiro andem pela sala e ouçam a música. Sigam por um tempo o que a mão direita e o ombro direito mostram e tentem então ver como é quando a mão direita os guia num oito.

E agora façam o seguinte oito: comecem o oito fora do círculo, de frente para o centro, sigam o ombro direito para o ponto de cruzar o oito, levantem-se aí nas pontas dos pés. Então, novamente em 4 tempos vão para o segundo círculo do oito, de frente para o ponto de partida no meio fiquem novamente nas pontas dos pés, no próximo módulo vão ao centro e, de lá, de volta para o ponto de partida (ver o desenho da direita).

Toda figura do oito tem dois círculos, no primeiro nos viramos para o centro do pequeno círculo, no segundo para fora.

É muito bonito fazer essa dança num grande círculo. Todos começam no círculo de fora e todos os oitos são dirigidos ao centro – como as pétalas da flor. Quando tivermos feito nossa própria forma, damos as mãos e alguns passos na direção da dança.

Para essa dança eu tenho duas músicas, uma é a mesma música de *Holly*, na qual há uma unidade sempre de 2 passos muito grandes e 3-4 sobre as pontas dos pés.

A segunda música é das danças das fases da lua, no "1 e 2 e" podemos dar quatro passos lentos e no 3 – 4 nos colocarmos nas pontas dos pés. Quase sempre escolho esta música quando danço a dança para *Hornbeam*.

Nota: Se tivermos pouco espaço, todos também começam o oito no círculo de fora, no entanto dançam primeiro um pequeno círculo para dentro. Com duas unidades de passos vocês estão no ponto de partida, o ponto de intersecção do oito, e conclui com duas unidades de passos com mais um pequeno círculo para fora (veja desenho à esquerda). Também aqui o braço direito guia. E seguem as etapas normais.

Música: CD Schlüsselblume, Mondphasen-Tanz, nº 13

Hornbeam – o Floral da Flexibilidade

Mechthild Scheffer escreve: "Este floral é para quem se sente mentalmente exausto e acredita não ter mais condições para fazer as tarefas diárias, e as faz à força. Quer dizer que o floral nos dá vigor emocional, e encontramos novamente o ritmo da vida, a relação de equilíbrio, tensão e relaxamento.

"Isso é o que nos oferece a forma do oito: sempre retorno ao meu centro, a mim mesma, para meus valores e para tudo que me fortalece. Na Letônia dançam duas ou três pessoas no mesmo oito. Eu tenho o meu ponto inicial habitual, uma segunda pessoa pode começar diretamente à minha frente e, quando queremos dançar com três pessoas, a terceira começa no centro. Quem começa no centro dança para a esquerda e as outras duas para a direita. No caminho vamos nos encontrar no centro, os caminhos se cruzam, o que indica pontos de força especiais.

"Às vezes eu penso: é a energia dos florais que dança junto comigo, ou são as pessoas que dançam comigo na mesma vibração? Acredito também, que pela propriedade desse floral entendemos porque podemos nessa dança escolher entre duas músicas."

A história desta dança

Eu estava à procura de alguma coisa num livro de danças da Letônia, para uma dança bem diferente, e então descobri a dança para o oito. Nessa época a canção "Ribu, ribu, tiltins" era muito significativa para mim. Eu amava a melodia, mas principalmente me atraia o texto dessa canção. "Os irmãos chegavam cavalgando por sobre a ponte, para dar força à irmã que havia se casado com alguém de uma terra estrangeira. Eles a ajudaram a estar ciente de sua própria força, raízes, talentos e valores, e ser fiel a si mesma mesmo quando ela tivesse medo de não conseguir adaptar-se à nova região em que vivia agora."

A outra música é original da Lituânia, e David me disse certa vez que essa era a música mais espiritual que eu tinha. Realmente, com ela eu tive várias experiências, e para mim é como se ela se oferecesse formalmente para esta dança.

Impatiens

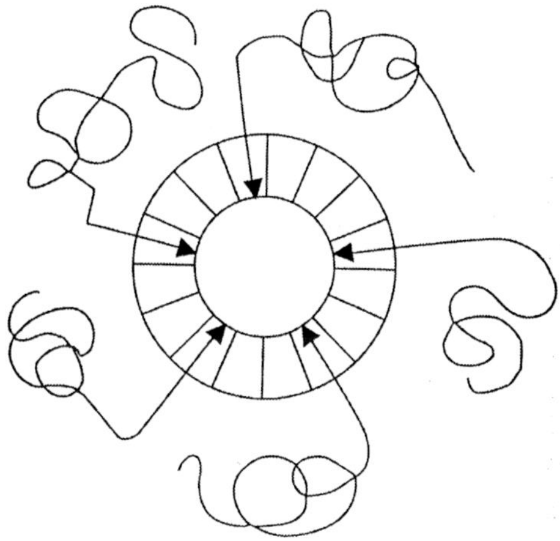

Dançamos em dois círculos, que não precisam ser do mesmo tamanho. No círculo interior, dar as mãos e ir calma e lentamente para o centro. Já no círculo exterior, a música é a mesma, mas todos correm o mais rapidamente possível, o que obviamente significa que não podemos dar as mãos. No círculo externo, várias voltas extras são feitas, e não raro alguns tentam ultrapassar os outros.

Depois de certo tempo, as pessoas no círculo interno levantam os seus braços e vão bem juntinhos para dentro, concentrando-se ao centro. O pensamento é que aqueles do círculo de fora venham ao centro, detenham-se e reflitam. Muitas vezes, alguns estão tão ocupados com as corridas que não percebem a chamada para o centro.

Quem, porém, manteve a calma, pode considerar a que velocidade ele deve ir, o que é necessário e o que faz sentido. Constantemente existe a possibilidade de mudar, o círculo interno dá o sinal. O tamanho do círculo vai mudar frequentemente.

Música: CD Schlüsselblume, Weber-Tanz, n° 16

Impatiens – o Floral do Tempo

Todos conhecemos muito bem a corrida rápida. A agitação interior está em nós, e muitas vezes a rapidez é até mesmo necessária. Em um círculo rápido, não podemos dar as mãos. Isso corresponde à atitude de "eu faço tudo de preferência rapidamente, sozinho e acima de tudo do meu jeito". A parte lenta no centro, eu mal posso suportar, mas ao mesmo tempo exerce uma forte atração.

A reflexão "um pouquinho", quando sou eu que vou ao centro, pode mudar muita coisa. Eu posso de repente perceber o outro, apreciá-lo, e se necessário, posso ajustar-me por um tempo ao seu ritmo.

Se assumirmos que as imagens das danças se impregnam em nós e quando necessário nos lembram de algo importante na vida cotidiana, então esta dança poderia ser como um espelho no qual eu olho com frequência para me lembrar em que círculo eu me encontro no momento e refletir em qual deles eu quero ou preciso estar.

A história desta dança

É importante saber que a ideia vem da Letônia. Lá existem muitas danças onde uma parte do grupo dança rapidamente e outro grupo dança lentamente, ao mesmo tempo e ao som da mesma música. A única diferença com o que fazemos é que aqui é especificado.

Grande parte das músicas antigas da Letônia são muito lentas, e muitas vezes eu noto como é difícil ajustar-me ao que para eles é visto como um ritmo normal. Para mim é um sinal do quanto pressa, correria e agitação são normais aqui na Alemanha.

Um homem numa vivência sugeriu que ambos os grupos dançassem numa direção diferente – o que nos agradou. Lá, nós também tentamos simplesmente andar pelo espaço, cada um no ritmo que lhe agradasse.

Então Ingrid começou a dançar com outra mulher, outros se juntaram a elas, e então ficou claro que para fazer algo em conjunto só poderiam participar aquelas pessoas que concordassem em ter o mesmo ritmo: ou todos rapidamente ou todos lentamente.

Rápido e lento junto funcionam, assim como nas danças da Letônia, mas somente após cuidadoso entendimento; comunicação e valorização mútua são necessárias.

Na dança para *Impatiens* muitas vezes vêm as fantasias mais bonitas. Se, por exemplo, o lento círculo interior estiver ficando cada vez maior, devemos nos perguntar se a economia alemã entraria em colapso se acontecesse o mesmo como na dança.

E quando alguns correm e competem, enquanto outros dentro um círculo lentamente em meditação e silêncio se dirigem à vela acesa, de repente vem ideias como "Eles só podem se permitir isso porque nós trabalhamos duro e nos privamos justamente dessa paz e tranquilidade".

Larch

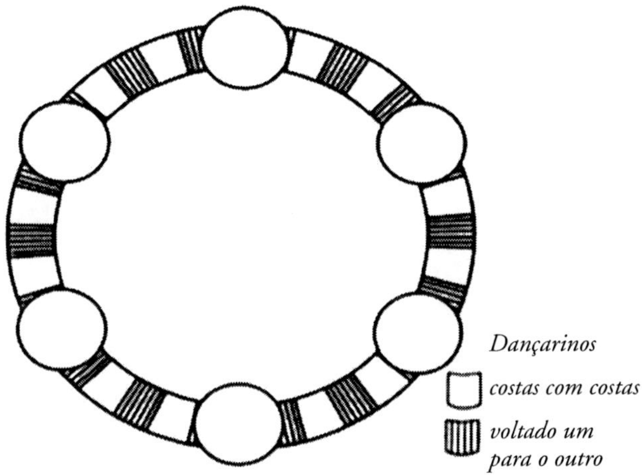

Coloquem-se em pares no círculo, enfileirados, um par atrás do outro ou simplesmente distribuídos pela sala. Deem as mãos e virem-se para o seu par, estiquem as mãos para trás de modo que os braços esticados possam dar impulso ao balançar para frente. Contamos 1 e 2 e 3 e 4 e. No 1 "e" o pé do lado da mão que está livre dá um grande passo na direção do círculo e assume imediatamente o peso. No 2 "e" os braços balançam vigorosamente de trás, para frente, e vocês giram no pé que deu o passo, e o outro vem com os braços e se posiciona firmemente no chão.

Vocês estão agora costas com costas, o pé que ficou livre (o de trás) vem à frente e bate firmemente duas vezes contra a parte interna do calcanhar do pé sobre o qual vocês estão, e então ele assume o peso e aquele que está na direção da dança pode recomeçar. Agora vocês balançam os braços para trás e dançam para frente.

Depois que o impulso para frente e para trás foi dado duas vezes, acontece outra melodia. Dão as mãos e dançam em pares, um círculo à direita e depois um círculo à esquerda, contando 8 tempos a cada giro. Na Letônia se diz: dançar uma vez na direção do sol e outra vez contra o sol.

A dança chama-se Mugurdancis – Dança de costas.

Música: CD Stalti, Rücken-Tanz, n° 10

Larch – o Floral da Autoconfiança

Eu já conhecia a dança há um bom tempo. Quando voltei da Letônia no verão onde eu a havia visto novamente, procurei a música, fiz os passos para mim mesma e fiquei feliz em poder mostrar para o grupo à noite.

É óbvio o porquê dessa dança, Murgurdancis, se chamar “dança de costas”, pois ela fortalece as costas, o que fica claro, e não precisamos gastar palavras com isso.

Pensava nisso enquanto ia encontrar Gudrun, uma naturopata que trabalha com os Florais de Bach. Encontrei um pequeno galho de *Larch* na rua e não entendi como ele havia caído, e o levei comigo. Quando Gudrun viu o galho de *Larch* na minha mão, ficou espantada, pois ela acabara de ler algo sobre *Larch*. Ela explicou que *Larch* nos dá autoconfiança, que fortalece a espinha dorsal e é uma base para o que fazemos. É claro que mostrei a dança para ela.

Quanto mais prestamos atenção na dança, mais sentimos o que o movimento nos proporciona, e que tem algo em comum com a energia do *Larch*.

A história desta dança

Não existe muito a contar. Não foi fácil para os participantes do seminário captarem a música. Com o novo CD tudo fica diferente. Depois que a fazemos todos se sentem tranquilos e relaxados, podemos sentir isso na atmosfera da sala.

Angela disse em Nottulln que fortalece muito a coluna quando se bate no lado de dentro do calcanhar. Fico impressionada como as pessoas que não sabem nada sobre Euritmia, fizeram esta batida importante em sua dança, quando a Euritmia ainda não existia. Estou certa que além dos letões outros povos também o fizeram.

Em todos os grandes festivais de dança e canções em Riga, todos os participantes desfilam pela cidade; no primeiro festival da canção na Letônia livre, demorou 3 horas e meia até que todos tivessem passado, se alguém permanecesse no mesmo lugar.

Eu nunca vou esquecer como um grande grupo desfilou com essa dança pelo Monumento da Liberdade, uma imagem maravilhosa para a autoconfiança, que os letões podiam demostrar novamente.

Mimulus

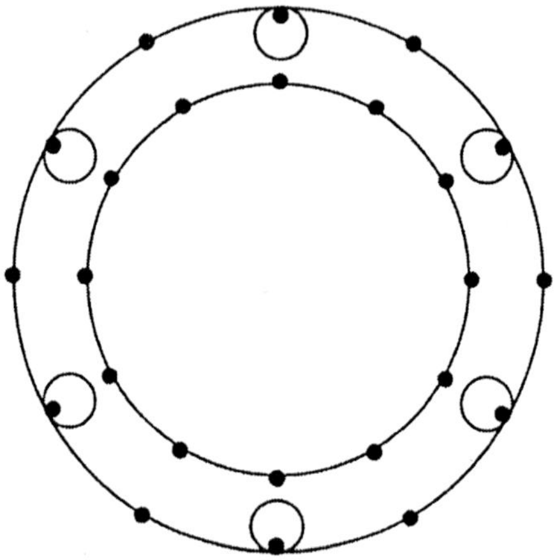

Depois de um breve prólogo dançamos: bater com o pé direito, então saltar levemente, e dar 3 passos rápidos. Fazer tudo quatro vezes, então a música mostra claramente que agora vem alguma coisa diferente.

Os parceiros então voltam-se um para o outro, de modo que há dois círculos. Todos do círculo de dentro permanecem no lugar e não têm nada para fazer, além de – se possível amigavelmente – olhar sempre para onde é necessário. Isto não é nada fácil!

Todos do círculo de fora fazem, logo após os 3 passos corridos, um grande passo à esquerda, de modo que vão estar à frente de um novo par. Fazem um cumprimento breve e acentuado, e em seguida, em 2 tempos, um grande passo para a direita de volta para sua parceira ou parceiro, novo aceno de cabeça, e vai depois com 4 pequenos passos para a pessoa seguinte no círculo interno. Fazer uma pausa, dar as mãos, como se já fossem dançar em seguida, mas primeiro levantem as mãos de modo que façam um portal, e todos do círculo exterior passam dançando à esquerda por essa porta, antes de recomeçar a dança (para fazer o portal dançar em 4 tempos).

Música: CD Schlüsselblume, Lach-Tanz, nº 10

Mimulus – o Floral da Coragem

Para *Mimulus*, Gerlinde pensou na Dança do Riso. Nela acontecem muitos encontros e não se deve ir tímida e reticentemente ao encontro do outro, mas sim cheio de vida.

Com a batida dos pés no começo, a dança encoraja e ajuda o encontro sempre com outras pessoas através de sua estrutura. Ela me ajuda, mas não força de forma alguma a dar e receber um novo olhar ou um sorriso amigável. Ela proporciona muitos pequenos desvios que encorajam.

No começo muitos dançarinos e dançarinas ficam um pouco inseguros, mas ao longo da dança, em pouco tempo ela flui simplesmente sem precisar praticar muito e traz nova energia.

A história desta dança

Eu a vi na Lituânia. Era dançada com sapatos de madeira e as batidas com os pés eram ouvidas claramente. Eu não sei o nome. A música é da Letônia, mas eu não tenho certeza que ela pertença a essa dança. Mas se encaixa bem, e eu me atrevo a dançá-la assim. Mas, também como em *Honeysuckle*, existe o problema com o nome.

O segundo problema é que eu não conseguia explicar por que, mesmo com grupos experientes, é tão difícil de apresentá-la e mostrá-la. Antes que o círculo da dança desse o primeiro passo, já começavam as discussões em todos os cantos, e ficavam barulhentos e inquietos. Eu sempre precisava me fazer ouvir para explicar e ensinar novamente. Se ela não fosse tão divertida quando todos sabem dançar, eu já teria desistido dela há muito tempo. Em particular, eu a chamava da dança da discussão e a fazia raramente.

Então eu fui novamente a Augsburgo e alguém me perguntou pelo nome, como eu não tinha nenhum, sugeriram chamá-la a Dança do Riso, e desse dia em diante ela faz toda honra ao seu nome. Não houve mais dificuldade para aprendê-la e ao invés dos problemas e preocupações todos já riam aos primeiros passos.

Mas a dança não é nada fácil para aprender; isso se vê quando nós a repetimos e as pessoas de dentro trocam com as pessoas de fora, para experimentar como é quando não se fica no mesmo lugar, e então eu preciso explicar a dança do começo, como se não a tivéssemos dançado ainda.

Será que é uma proposição de *Mimulus*?

Mustard

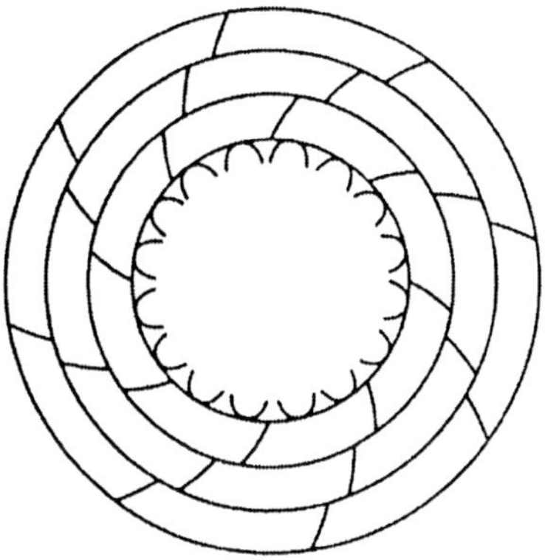

Transformação para dentro

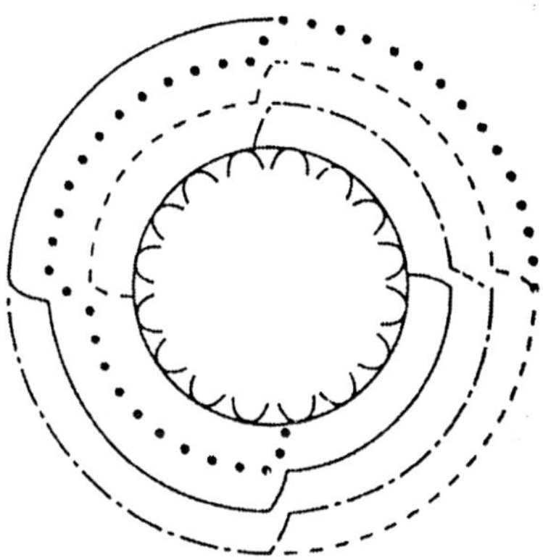

Transformação com 4 dançarinos, para dentro

Coloquem-se no círculo de mãos dadas um atrás do outro no círculo e deem 4 passos na direção da dança começando com o direito. Então vem os próximos 4 passos e o pé direito faz o passo, de modo que ele cruze por cima do pé esquerdo, e assim todos vão um pouco mais para perto do centro. Nos próximos 4 passos todos ficam ainda mais perto e na quarta vez estão bem perto. Agora, voltados para o centro, soltem as mãos, abram para cima e deem 4 vezes o seguinte passo: direito à frente, colocar o peso nele, volta ao pé esquerdo, abre o direito e junta o esquerdo.

Então coloquem-se novamente uns atrás dos outros e vão para fora, o padrão é o mesmo de quando fomos para dentro. Cruze agora o esquerdo sobre o direito e então o círculo ficará bem grande. No círculo de fora virar-se novamente para o centro e fazer o mesmo passo como no centro, somente as mãos ficam viradas para o centro e os braços dobrados – pode ser uma posição de bênção, mas também muitas outras coisas.

Nesta dança estamos muito dependentes dos outros: como ninguém tem olhos para trás é bom dar um pequeno sinal para que o outro também mantenha o círculo redondo.

Música: CD Schlüsselblume, Mustard, n° 14

Mustard – o Floral da Luz

As pessoas precisam de *Mustard* quando períodos de profunda tristeza vêm e vão sem razão aparente. Eles vêm realmente assim tão inesperadamente ou são talvez uma parte natural de nossas vidas, assim como a noite, o inverno, a lua nova? Eles vêm e vão silenciosamente ao final de cada ciclo.

Na dança o ciclo é claro. Num intervalo regular nos traz, em um passo conscientemente ponderado, para perto do centro. Mesmo na luz podemos ver os ciclos. Quanto mais perto do centro estamos, tanto mais escura fica a sala fora do círculo. Quanto mais nos afastamos do centro, maior fica a parte clara. Na dança, a parte clara fica maior depois dos passos conscientemente cruzados, nos dando uma chance de fortalecer a luz interior.

A história desta dança

Sempre me agradou que a semente de mostarda se preserve no solo e conserve sua força até haver condições que lhe permitam germinar, entre elas as características do solo e a estação do ano. Então, o andamento "delicado" é importante e na dança temos um caminho claro, cuidadoso, para o centro.

O passo me veio num dia muito frio de inverno enquanto esperava na plataforma por um trem atrasado. Tornou-se uma dança para Aite, filha de Ursa Krattingera. Tomamos a música propositalmente de uma dança que fizemos em um seminário para a "Monja de Madrepérola", para a força verdejante, semelhante à forma que Hildegard de Bingen havia sentido: uma imagem da indescritível energia necessária para desalojar o inverno e permitir o novo começo.

Por um longo tempo esta foi a dança para Aite, e ela teve que compartilhá-la com as outras crianças. Horst Eberhard Richter escreveu sobre o medo que as crianças sentem do futuro, especialmente em relação aos problemas ambientais, e como não poderíamos deixá-las sozinhas com esse medo. Cheios de amor, nós acolhemos as crianças em nossa dança.

No centro, às vezes nos vinham imagens do pedir ou do prometer. As mãos espalmadas no grande círculo remetem ao abençoar e a bênçãos, ou seria um sinal de que queremos tomar o ambiente em nossas mãos? Quando *Mustard* retorna ao solo no outono, ela pode curar danos bem definidos.

Então Richter escreveu em seu livro seguinte que em tempos em que tudo ameaça desmoronar, repetidamente pessoas de povos menos numerosos elevam suas vozes e dão esperança ao ser humano. Ele considera que em nosso meio as crianças possibilitam uma nova esperança. *Mustard* – um floral que pode despertar esperança na tristeza.

Quando eu penso no ciclo de *Mustard*, sinto-me revigorada por novas publicações da literatura psicológica em que formas muito específicas de depressão são encaradas como algo totalmente normal e consideradas como tempos criativos.

Durante o tempo que trabalhei como suporte telefônico, eu acompanhei um homem durante uma fase muito depressiva. Quando ele melhorou, ele me ligou para contar o que de nossas conversas tinha sido de maior ajuda: "Você não vai acreditar, mas foram as histórias sobre os ciclos da lua!"

Oak

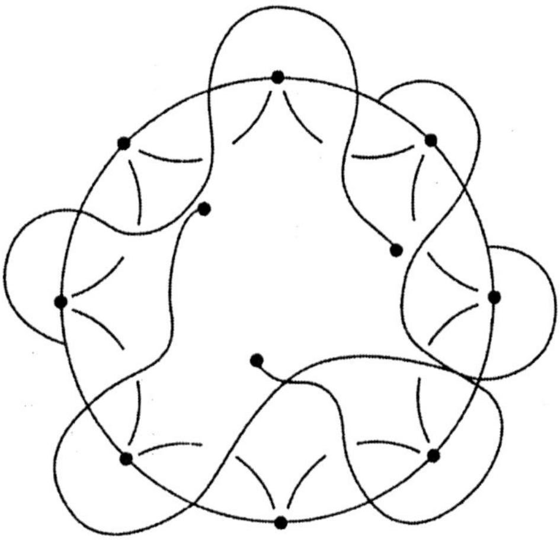

Formamos um grande círculo, damos as mãos e vamos na direção da dança. Em 1 – 2 colocamos o pé direito firmemente no chão, no 3 – 4 tocamos levemente a ponta do pé esquerdo perto do direito no chão duas vezes, e então fazemos um passo longo com o esquerdo e tocamos a ponta do pé direito duas vezes.

Todos olham para o centro, onde outros fazem o mesmo passo, mas obviamente ele é muito difícil para eles. Às vezes, eles se curvam para a direita, às vezes para a esquerda, as costas inclinadas, a cabeça e ombros caídos. Todos parecem desajeitados, sem graça e cansados. Sabemos que ninguém acha essa dança difícil. Os "ursos" cansados se movem com dificuldade.

Então a música fica rápida e alegre. Todos no círculo ficam parados, levantam os braços, fazem portais, e os "ursos" correm ou pulam como recém-nascidos através dos portais, e depois de 16 tempos, com um gesto claro, mandam alguém para seu lugar no centro.

Música: CD Stalti, "Tanze-Bär, n° 20

Oak – o Floral da Persistência

É fácil ver no urso cansado que dança no meio, o esgotado lutador solitário. Eles não desistem embora quase não aguentem mais, e quando todos no círculo cantam "dança urso", eles dançam mais do que nunca.

E então os portais aparecem, novas perspectivas, a força retorna; e é impressionante ver como as pessoas que estão cientes das novas possibilidades são alegres e cheias de energia. Então eles mandam um substituto – algo que acontece repetidamente no folclore letão – para o centro e ficam no círculo com os outros, onde todos compartilham de sua energia.

A história desta dança

Já a fazemos há um bom tempo nos nossos grupos, e sempre percebemos que ela cumpre o que promete. Em muitos grupos reconhecemos nela a dança para *Oak* e decidimos escolhê-la apesar de que exista uma dança para *Oak* original da Letônia. Para nós, porém, fala muito mais alto neste contexto a "danco laci". Quando vemos os portais e as mulheres e homens que dançam alegremente através deles, eles parecem flores de carvalho.

A dança da Letônia para o *Oak* é fácil, e quem quiser pode encontrá-la no CD Stalti.

Olive

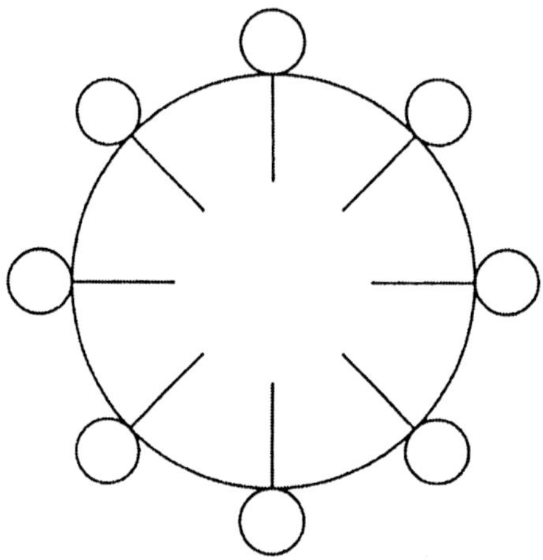

Todos estão no círculo de mãos dadas e dão 8 passos na direção da dança. Então virar com um impulso e voltar 4 passos. Virar para o centro, dar as mãos e em 4 tempos balançar 2 vezes vigorosamente os braços esticados para cima. Ir ao centro em 4 tempos e levantar os braços esticados na altura dos ombros. Quando os braços estão esticados assim, a imagem é de uma estrela.

Nos próximos 4 tempos dobrar o tronco na direção do centro até a cintura, curvar-se fazendo um cumprimento. Depois

4 passos para trás, ir se levantando, levantar os braços esticando-os para cima. Até este ponto, manter-se de mãos dadas.

Para finalizar, girar sobre si mesmo e bater palmas na direção de cada ponto cardeal.

Música: CD Stalti, Tanz mit vielen Namen, nº 18

Olive – o Floral da Regeneração

Dançando descobrimos o quanto esta dança pode fortalecer a força vital. Como isso acontece... com certeza ninguém pode dizer exatamente.

O que vemos são as imagens mais comuns da vida cotidiana. Passos calmos e sólidos para frente, mas também para trás. Balançar fortemente os braços, onde posso me livrar de muita coisa. Ir ao centro, onde luz, calor e talvez uma fonte de energia se encontram, ou onde os valores espirituais são preservados. Curvar-me em reverência, mas também esticar-me, e abrir para o alto. Tomar contato com todas as direções, quer dizer, também contatar os elementos, as estações do ano, as fases da vida e os ciclos do sol e da lua. Uma diversidade, onde todos podem encontrar os reforços que são necessários neste momento.

E quando eu escrevo "todos", vejo que na dança às vezes estamos bem juntinhos, e então as distâncias ficam maiores, e finalmente eu posso fazer o meu giro sem perder os outros.

A história desta dança

Eu vi esta dança na Letônia. Na festa báltica houve uma

tarde extra para danças "fino-húngaras", com finlandeses, estonianos e livonianos*, povos quase extintos, que pertenciam aos povos nativos da Letônia.

É claro que na festa ninguém explicou nada sobre as danças, e então eu tive novamente o problema com o nome das danças, que mesmo depois eu não consegui descobrir. Por isso os grupos de dança começaram a procurar um nome para ela.

Luise, em Augsburgo, chamou-a de "Árvore da Vida". Um artista letão fez um cartaz para a festa com uma Árvore da Vida e comentou: "Firmemente conectados à terra, abertos ao sol, tornamos o nosso centro e nosso coração iluminados, de modo que possamos irradiar luz na escuridão do mundo". Isso se encaixa tão bem com a dança!

Gerlinde disse que era uma dança de reverência. Eu não havia pensado nas Danças dos Florais de Bach e após um período, Reinholda disse, em Augsburgo, que para ela esta seria a dança para a oliveira, e essa ideia não podemos agradecer o suficiente.

A canção é sobre uma colheita de centeio muito rica, que foi muito abundante, o que é incomum, e os irmãos precisam construir um novo celeiro para sua irmã. Eles constroem para ela também uma casa com três portas: através de uma delas entra o sol, pela outra ele sai e pela terceira entra a própria irmã com uma coroa azul na cabeça. Uma imagem clara para a força vital dos países do norte – e para o Floral de Bach, *Olive*.

---

* NT: Habitantes da Livônia, atual Letônia e Estônia.

Pine

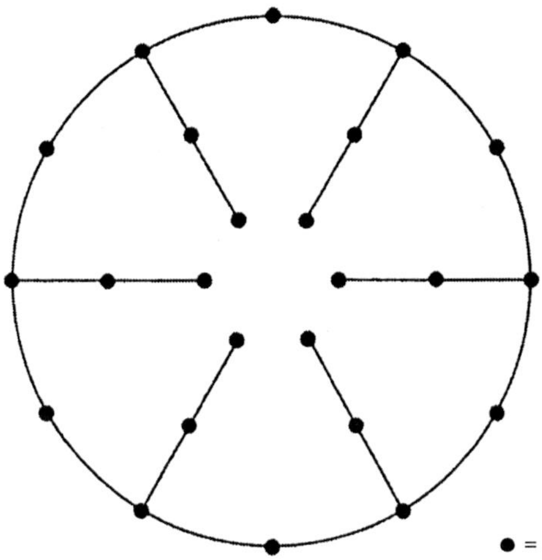

● = *na ponta dos pés.*

O passo se mantém igual por toda a dança: em 1 e 2 e juntar os pés, elevar-se na ponta dos pés e nos próximos dois tempos damos 2 passos lentos. Às vezes é preciso fazer uma pausa, para que tudo se encaixe.

No círculo, de mãos dadas, repetimos esta parte 2 vezes na direção da dança, e então 2 vezes para o centro, depois nos elevamos na ponta dos pés e em seguida ajoelhamos, colocando as mãos no solo. Levantamos e com 2 conjuntos de passos voltamos ao círculo, de costas com o olhar para o centro. E então recomeçamos. Quando no último verso nos livrarmos de todo o sofrimento que entregamos no centro, fazemos portais ao levantarmos na ponta dos pés e dançamos assim até o fim. A última estrofe começa com "Nokrit migla, nokrit rasa".

Música: CD Schlüsselblumeänselblümchen, G, nº 3

Pine – o Floral da Autoaceitação

O Floral de Bach *Pine* tem a ver com culpa. Desfazer-se da culpa aparece claramente ao ajoelharmos no centro. Nós a entregamos ao centro ou à terra, ambos são locais de transformação. Não a transferimos para outras pessoas nem continuamos carregando-a nós mesmos em nossa vida. Nós não a jogamos simplesmente fora, em qualquer lugar, porém a entregamos bem conscientemente. Nós não conseguimos fazer isso de uma vez por todas, e vamos precisar repetir isso enquanto vivermos.

Nem por isso somos menores nem submissos e deprimidos, porém nos elevamos na ponta dos pés novamente. No folclore isso significa que olhamos por cima da cerca, antes de ajoelharmos ao centro, e logo depois nos colocamos novamente na ponta dos pés.

A história desta dança

Fazemos essa dança desde 1982 para a flor margarida. Pela lenda, estas flores nasceram onde as lágrimas de Maria caíram no solo quando ela fugia com seu filho. Dessa semente nasceu uma flor pequena, mas muito resistente. Ela pode ser usada como planta medicinal na primavera para limpar os detritos do inverno no corpo.

Ela é muito resistente: quando a grama é aparada, ela se encolhe, e depois que a grama e todas as outras flores são cortadas, ela se apruma de novo quase que imediatamente após o aparador de grama ter deixado o gramado. É incrível o frio que ela consegue aguentar. Eu queria fazer fotos delas durante um ano inteiro, em todos os meses no qual elas florescem, deu pouco trabalho descobrir os meses em que não se encontra nenhuma.

A canção fala de um jovem letão que à noite vai ao pasto com seu cavalo. Surge então uma forte neblina e o rapaz fica com medo de perder seu cavalo, que na Letônia é símbolo para um homem jovem. Grande é a sua alegria ao reencontrar seu cavalo quando a neblina se dissipa.

Gerlinde achou que *Pine* se encaixava na dança para a margarida. Ambos encontram-se em situações extremas, ambos são acostumados ao frio, e eles transformam o frio da culpa no calor do amor. Esta dança para *Pine* foi recebida pelo grupo de dança com grande aprovação.

Um elemento importante é que todos sejam tocados e que não desabemos sob o peso da culpa. Friedel considera que o céu está presente; isso indica a existência de alguma coisa boa. Edward Bach iria talvez falar das mudanças positivas na expressão de um comportamento inicialmente negativo.

Em Colônia, quando nos levantávamos na dança, depois de entregarmos nossa culpa, uma mulher viu uma samambaia que se desenrola em espiral. Susanne Fischer escreve sobre a conexão com a samambaia e de quantas vezes as pessoas, em suas diferentes tradições, veem que a samambaia com sua espiral lembra um símbolo para a felicidade e cura.

Friedel vê, ao ajoelharmos no centro, que entregamos nossa culpa para a Mãe Terra. Nossa culpa, que cometemos por não termos protegido o meio ambiente, mas contribuído para sua destruição. Mais uma vez observamos que esta dança está focada principalmente no centro.

Red Chestnut

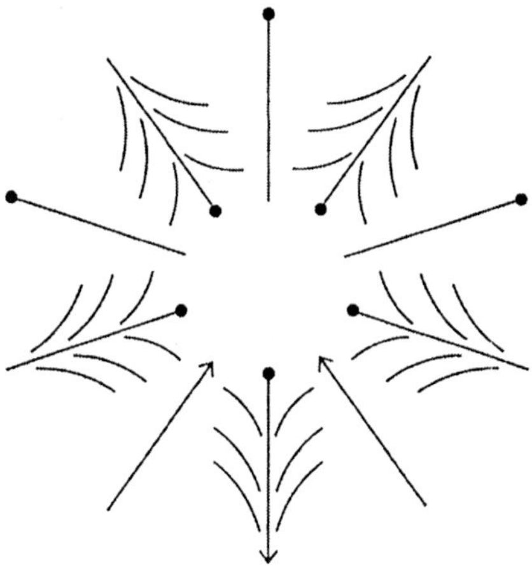

Colocamo-nos em dois círculos do mesmo tamanho, intercalados e virados para o centro. Quando a música começa, o círculo de dentro vai de costas para fora, e o círculo de fora para o centro. Ambos dão 7 passos e no oitavo fecham o passo batendo fortemente o pé.

Os que vêm do centro levantam os braços bem alto fazendo portais. Os que vão para o centro fecham os punhos e os apoiam nos quadris, fazendo assim com que a coluna fique ereta e a cabeça erguida. Assim eles vão orgulhosos e confiantes para o centro, onde eles batem o pé fortemente e a seguir vão para trás para fazer o portal para os outros.

Depois de muitos anos nós encontramos uma forma, entre outras, onde o modo de ir para o centro permanece inalterado. Já de volta do centro cada um pode fazer como quiser. Tudo é possível e a dança tolera isso quando fica assegurado que a estrutura da dança é mantida. Isso ocorre quando aqueles que dançaram livremente para fora voltam para o centro na forma combinada, para que os outros possam escolher uma forma livre de ir para fora novamente.

Dançamos esta dança desde o início para uma visão de Mary Daly, que anseia por um tempo onde mães e filhas possam se fazer grandes e bonitas umas para as outras. Isso é o oposto de laços muito estreitos e desmesurados cuidados. Cada um pode ir livre e orgulhosamente ao centro, mostrando-se como é, e cada um faz um portal para outro através do qual ele pode passar e começar algo novo.

A segunda forma mostra uma imagem de como a diversidade é possível, se algumas regras importantes do jogo são respeitadas e levadas a sério por todos. Não tenham medo, a dança não se quebrará!

Música: CD Espe, Tanz für Mütter und Töchter, n° 1

Red Chestnut – a Dança do Cordão Umbilical

No livro *A Alma das Plantas* eu leio que, em certo sentido, a castanha tem a ver com a sobrevivência da família e do clã. A castanha é o pão dos tempos difíceis e da preocupação. Eu vejo nesta dança muitas imagens para a "liberação" e, através disso, libertar-se a si mesmo. Para mim, isso é uma coisa bem diferente do que o rígido "deixar ir", que soa muito mais como jogar fora.

Esta foi a dança que Gerlinde descobriu para *Red Chestnut*.

A história desta dança

A forma inicial que eu tenho é da Letônia. Na minha primeira fita cassete consta "Portais, letão" como indicação, mas claro que são imagens que todas as pessoas têm para si mesmas. Há pelo menos quatorze anos fazemos esta dança como A Dança da Mãe e Filha, e com o tempo, quando o movimento feminista nos abriu tantas possibilidades, não nos cansávamos de dançá-la.

Hoje ninguém pode imaginar o que significava naquela época, caminhar para o centro com a cabeça erguida, os braços apoiados na cintura e acima de tudo bater os pés no centro. Também era muito especial nos mostrarmos tão grandes ao ir para fora, como nós realmente somos. O movimento feminista colocou muitos processos emancipatórios em andamento. Já desde um bom tempo dançamos essa dança assim, de modo que incluímos sem esforço os maridos e filhos se trilhamos todos o mesmo caminho.

Foi de grande significado para nós a noite antes da reunificação alemã. Pudemos ver nela o que tanto desejávamos:

fazermos uns aos outros grandes e belos, e não mais constranger e ser arrogante com o outro por medo de que ele pudesse fazer algo errado, ou fazer diferente do que nós mesmos considerássemos adequado.

Ultimamente a dançamos muitas vezes somente como oração, como prece para as pessoas que são afetadas pelo assédio moral, o contrário de fazer-um-ao-outro-grande-e-belo, no campo profissional.

Dorothea pediu para finalizarmos uma tarde de dança com a dança para Mãe e Filha, porque viu nela uma forma de agradecermos o que nós nos demos umas às outras. Ela não imaginava que Gerlinde visse *Red Chestnut* nessa dança, porque nela dar e receber são tão equilibrados.

Maria alegra-se quando, ao apoiarmos os punhos nos quadris, a cabeça se eleva e a coluna fica reta, podemos respirar livremente e o coração se abre. A dança tem muitas variações, sempre novos acentos, mas ela continua a "Dança para a Mãe e a Filha".

Rock Rose

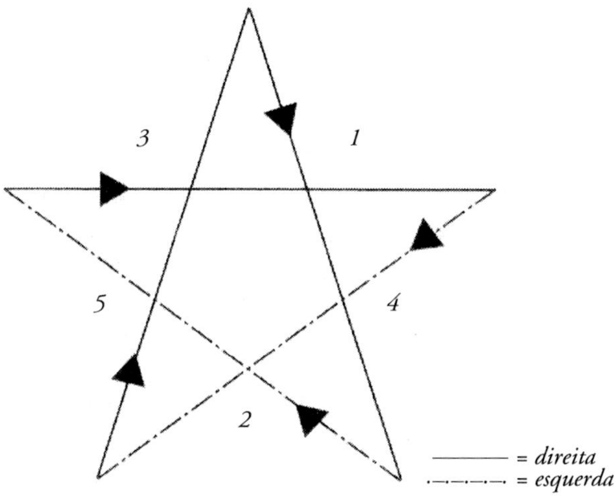

Dançamos uma estrela de cinco pontas. O passo básico: dar um passo grande para trás com o pé direito (1 e), cruzar o pé esquerdo por trás e juntar colocando o pé com força no chão (2 e), e somente quando os dois pés estiverem juntos, nos levantamos na ponta dos pés e abaixamos novamente (3 e 4).

A coisa certa a fazer agora é que o pé esquerdo dê o próximo passo e o direito cruze por trás, e então vamos com esse passo para a direita, mais uma vez para trás e novamente para frente, para o ponto de partida. Cruzar sempre o outro pé por trás. Quando fizermos essa unidade de acordo e nessa ordem teremos uma estrela de cinco pontas.

Chegamos novamente ao ponto de partida e nos elevamos na ponta dos pés, juntamos os pés e nos elevamos mais uma vez. Agora dar um giro em volta de si mesmo e depois, de mãos dadas novamente, dar 2 passos na direção da dança, para que a próxima estrela possa ser dançada.

Como o centro da estrela de cinco pontas é um lugar de força especial, vamos, a cada vez em que nos encontramos novamente no ponto de partida, conscientemente ao centro e nos elevamos na ponta dos pés.

Uma variação. Quando ao final damos o passo para o centro da estrela, levantamos os braços bem altos, de modo que se formem portais, e nos colocamos na ponta dos pés, soltando as mãos. Com os braços levantados damos um giro em volta de nós mesmos e damos as mãos novamente, damos 2 passos na direção da dança e vamos para trás para a próxima estrela, abaixamos os braços e os balançamos levemente para trás.

Prestem atenção e fiquem bem perto umas das outras ao se darem as mãos no círculo. Isso faz a imagem total da dança muito mais bela e intensiva, e facilita para todos aqueles para quem os passos são novos.

Tenha cuidado com a música, resolva agora o quão próximo você quer permitir que ela se aproxime de você.

Música: CD Schlüsselblume, Fünfstern, n° 4

Rock Rose – o Floral da Elevação

Há muito tempo dançamos a Estrela de Cinco Pontas e sentimos como ela nos estabiliza. Ela nos dá serenidade e nos fortalece. Colocar-se sempre novamente na ponta dos pés significa, na dança, olhar por cima da cerca, tomar conhecimento que existem outras coisas além daquilo que enxergamos (Hilda Lander). Colocar-se na ponta dos pés, coloca em ordem a estática interna, fortalece as costas (Ângela). Colocar-se na ponta dos pés e voltar a abaixar, impulsiona a circulação (Gudrun).

Fazemos essa dança há muito tempo para a Erva de São João (*St. Johns Wort*), que traz sol para todo o grupo (Susanne Fischer) e representa os ciclos – principalmente o solstício de verão. Nas épocas escuras do ano precisamos dela muitas vezes e não raramente procuramos através dela seduzir e chamar a luz e a primavera. Nós experimentamos o poder que a serenidade nos traz e que afasta ou alivia os temores.

Num inverno duas mulheres que não se conheciam, me perguntaram se essa dança pertencia aos Florais de Bach. Ela possuía uma energia tão intensa que deveria haver uma conexão. Eu não achava, mas Gerlinde a descobriu no livro *A Alma das Plantas*, de Edward Bach. Eu copio o que ela sublinhou sobre *Rock Rose*: "Quem se abrir espiritualmente à irradiação luminosa, afastará naturalmente todos os medos e desesperos do coração, a planta floresce com o aquecimento do sol".

Em seguida, vêm todos os lugares em que ele escreveu sobre o relacionamento com a Erva de São João.

Fiquei muito feliz ao descobrir que a dança e as essências dos Florais de Bach se encontraram e também que é perfeitamente possível reunir a planta medicinal e Florais de Bach assim. São duas plantas diferentes, mas elas têm energias muito semelhantes que fortalecem uma à outra.

A história desta dança

Nós a dançamos há muito tempo. O ciclo foi importante para nós, o poder de cura, e também porque a Erva de São João pertence ao buquê de ervas de Maria. Todas essas estórias nos agradaram.

Refletindo, sentimos a importância da mitologia grega. Ali encontramos que a estrela de cinco pontas é um símbolo para o Fio da Vida que as deusas fiam, para que os deuses possam agir. Isso não nos agradou nada, mais uma vez, as mulheres ao fundo, criando condições para que os homens possam realizar exatamente o que eles imaginaram?

Eu ocultei essa história muitas vezes, mas felizmente nem sempre, porque Yvonne que a ouvira de mim me disse um dia: "Eu tenho dançado a Estrela de Cinco Pontas agora muitas vezes para minha irmã, para fortalecer seu fio de vida, porque ela não está nada bem". Então a dança ganhou um sentido muito profundo. E uma vez, numa oficina de mulheres, nos perguntamos se não deveríamos dançá-la para fortalecer o fio da vida para todo o mundo.

Eu li num livro letão que o centro da Estrela de Cinco Pontas é o lugar da mãe da vida, Mara; que para os hindus, ali se senta Shakti, e na Kabala é a Presença Divina. Em seguida

Luise, em Augsburgo, começou a ir ao centro e elevar-se na ponta dos pés ao terminar cada estrela.

No livro *A Alma das Plantas* eu encontrei algumas coisas sobre o centro da *Rock Rose* que é muito semelhante ao que conhecemos sobre o centro da Estrela de Cinco Pontas.

A canção com a qual dançamos, chama-se "A Festa de Natal dos Grilos", assim temos verão e solstício de inverno ao mesmo tempo. A melodia é de Raimunds Pauls, o ministro da cultura letão. É sobre um filme que todos conhecemos que é ligado intensivamente ao destino dos letões que eram sequestrados e enviados para a Sibéria no tempo da União Soviética. Eu não teria contado, mas faz parte de uma conexão com *Rock Rose*, assim vejo eu.

Uma amiga da Letônia escreveu-me nesses dias ao final de sua carta: "Eu desejo que na sua fonte de energia haja sempre bastante água". A dança também é boa para isso.

Friedel disse que a Estrela de Cinco Pontas é sempre boa como proteção contra poderes das trevas, e que o diabo foge desse desenho. Onde a Estrela de Cinco Pontas se encontra, ele não pode estar.

Marianne encontrou muita coisa sobre a Estrela de Cinco Pontas no livro *Der Weg des Tänzers*,* de Bernhard Wosien. Isso leva à descoberta de que a pessoa que dança a Estrela de Cinco Pontas se transforma e encontra o caminho para o seu Deus interior.

---

* NE: *Dança – Um caminho para a totalidade*, de Bernhard Wosien, TRIOM Editora, São Paulo, 2000 e 2006.

Rock Water

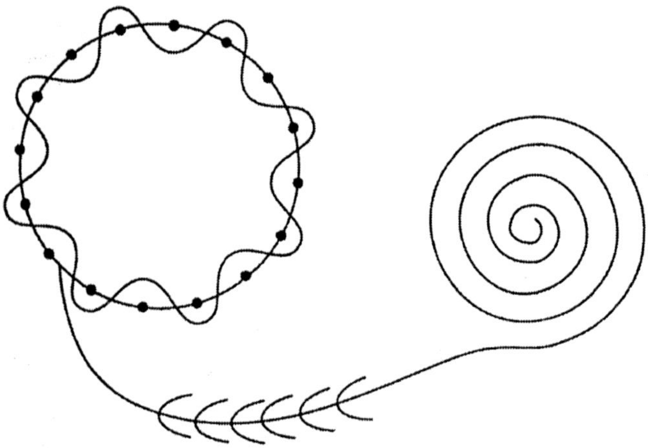

Nós estamos de mãos dadas, viradas para o centro, em algum momento soltamos as mãos para fazer uma espiral para o centro. Quando estiver muito apertado, a que está no centro dá um sinal (ela é a única que pode ver a todos sem esforço), e todas se viram para fora, de modo que deem as costas para o centro. Damos novamente as mãos naturalmente e nos concentramos por um momento, antes que aquelas que estão na ponta de fora comecem a desfazer a espiral para a outra direção.

Depois de algum tempo as duas primeiras pessoas fazem um portal (cada uma com uma mão), as próximas também fazem, depois de terem atravessado e assim por diante, até que todas tenham feito um portal. Somente aquelas que fizeram o primeiro portal não passaram por nenhum e as segundas só por um, o que quer dizer que as que começaram agora são as últimas, passam por todos os portais e assim fazem uma após a outra. Desta forma todas fazem e passam por vários portais.

Depois dos portais formamos novamente um grande círculo, damos algumas voltas lentamente e depois de um sinal, ficamos todas paradas.

Aquela que conduz vai agora fazendo uma linha ondulada, passando entre 2 dançarinas ou dançarinos, e a colega à esquerda segue e então a próxima, até que todas voltem ao seu lugar.

Optamos definitivamente pela música letã e percebemos com clareza que a dança ganha vida quando, a partir do momento em que fazemos a ondulação, formos duas vezes mais rápido e começarmos a correr com pequenos passos. "As Pedras", por onde ninguém mais passa, nós dançamos com pequenos passos no lugar, mantendo o ritmo rápido até o fim.

Enquanto ainda existe música, damos as mãos, e não soltamos de forma alguma. Em alguns lugares alguém começa a fazer um pequeno arco extra, a puxar para fora e depois bem para o centro novamente. Isto é como água corrente. Embora nesta dança as coisas sejam muito bem pré-determinadas, quem são os primeiros e os últimos podem, por vezes, dar o tom.

Nós usamos por um longo tempo uma música da Finlândia, que eu não podia passar adiante. Charlotte Willberg teve a ideia de usar a música que era original da dança.

Música: CD Stalti, Rock Water, nº 9

Rock Water – o Floral da Flexibilidade

Não consegue completar esta dança quem é duro consigo mesmo, demasiado rigoroso, de opiniões rígidas, e suprime as suas próprias necessidades. Uma mulher notou orgulhosamente depois da dança em Wiesbaden que a água cede, mas continua água. Podemos notar que mesmo pedras se transformam ou cedem lugar, e como tudo que está em movimento, se ajustam umas às outras. Quanto mais dura a dança, mais notamos o que é preciso e possível fazer para torná-la agradável e fácil para todos. Não é raro que ao final todos estejam tão soltos e alegres, que alguns comecem a bater palmas espontaneamente, o que não é habitual nas danças meditativas.

Simbolicamente, destaca-se nesta dança os muitos portais, e cada um sustenta um novo começo. Quando atravessamos uma série de portais que se sucedem, essa é uma antiga imagem para renascimento.

Na Letônia, a linha ondulada que dançamos em fileira é uma característica da Mãe da Vida, Mara (nós temos 61 mães, mas nenhuma delas deusa).

Um símbolo também muito antigo é a espiral. Existem muitas possibilidades de fazê-la, uma vez que se a tenha dançado. O que fazemos nesta dança eu só vi na Letônia. Nunca encontrei nos grupos alguém que conhecesse esta forma. Fazer alguma coisa diferente combina com *Rock Water*. As pessoas se tocam de uma forma diferente comparado às outras danças, têm um novo olhar, e o centro protege as costas. Uma vez alguém comentou: "O sol se transforma".

A esse tema cabe também dizer que existem poucas danças onde tantos encontros são possíveis.

Agradecemos esta dança a Cláudia, em Augsburgo. Eu mostrei ali uma dança letã chamada "A Lua Redonda", e como ainda havia música, eu comecei a dança ondulada. Cláudia viu naquilo a imagem para *Rock Water*. Eu só precisei unir as partes.

O final, a parte onde corremos entrelaçando, foi Jürgen, de Lausanne, quem começou bem espontaneamente; ele conhecia isso de outra das minhas danças.

A história desta dança

Não tenho muito que contar sobre isso. Nós a fizemos e a dançamos sempre. Toda a tensão que pode surgir num grupo de dança, cansaço, às vezes bloqueios (trazidos ou resultando da dança), se desfaz ao dançarmos *Rockwater*. A energia vem como num rio e acontece muito de ouvirmos suspiros pela fileira.

Muitas vezes eu penso que não vem somente da letã "Lua Redonda", mas por dançarmos símbolos muito antigos, que são conhecidos em todo mundo, e foram sempre importantes na vida das pessoas – e talvez por isso passe tanta energia.

Esta dança foi de grande ajuda nos anos quando não se podia de forma alguma desviar de seus próprios princípios.

Aprendemos em vários grupos e em outros lugares que "entregar e permitir" era um sinal de fraqueza. Mas justamente isto nos fortalece e libera, e a dança não conhece o duro "isto ou aquilo".

Mara é conhecida na Letônia como a Maria cristã – ambas podem ir ao encontro uma da outra – mas nunca Mara foi Maria.

Scleranthus

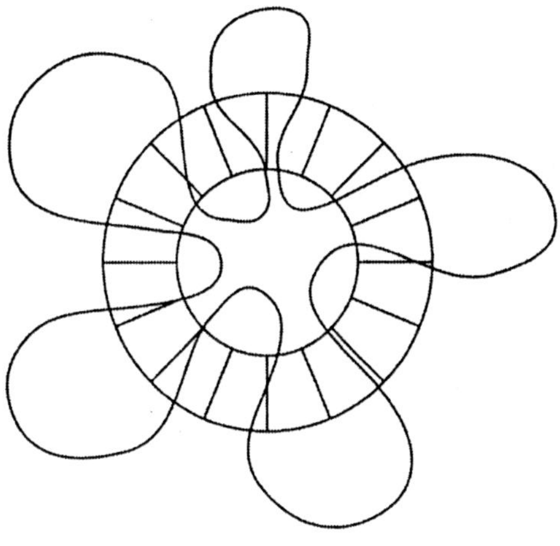

Em primeiro lugar, vamos de mãos dadas no círculo. Depois de um tempo alguém começa a puxar para fora e depois para o centro novamente, do modo que quiser, e então consegue criar uma grande confusão no círculo!

Quando é uma bagunça alegre, um ir e vir, onde alguns definem o tom, outros seguem, ou se dirigem contra, é bem divertido e relaxante durante um tempo. Mas então vem o desejo de mais ordem; vemos que a longo prazo não é possível fazer tudo.

Alguns começam a se preocupar com o círculo, que a princípio tinha uma boa forma porque todos contribuíam, e então colocamos um pé ao lado do outro e, na direção da dança, sempre à direita, ir um pouco para o lado e juntar o esquerdo. A seguir, depois de um tempo, com os mesmos passos pequenos, avançar um pouco os pés para o centro. O círculo vai diminuir e as energias se concentram. É necessário combinar antes para não soltar as mãos.

É impressionante, como todos aceitam e correspondem quando alguém começa um círculo organizado.

Música: CD Schlüsselblume, Hochzeitsmelodie, n° 6

Scleranthus – o Floral do Equilíbrio

A dança mostra claramente: o equilíbrio acaba rapidamente! Um ir e vir entre o que eu posso e para onde outros me puxam, entre aquilo que me diverte e o que é somente bagunça.

Tudo fica diferente quando alguns percebem o que realmente querem e eles entendem rapidamente o que é possível fazer naquela situação. Quanto mais seguros eles se mostram e definem o que eles pretendem, mais propensos ficam os outros a se juntar a eles. Nesta dança sentimos muito bem como as boas energias que se faziam sentir na diversidade da primeira parte, podem mostrar-se de uma forma mais clara e muito melhor na forma ordenada.

A história desta dança

Eu vi esta forma com Skandinieki, em Riga, e pensei trazê-la aqui. Chama-se "Levar corujas para Atenas".* Mas para minha grande surpresa, eu vi que ninguém aqui a conhecia. O final lento e ordenado é um verdadeiro presente que não pertence à forma letã e que não planejei.

Mas eu encontrei uma música tocada por uma orquestra de sopros letã bem conhecida, e ela termina assim, lentamente, ordenada e determinada. Ali os passos aconteceram por si só, e repentinamente eu vi: é a dança para *Scleranthus*. A música no CD que Gerlinde descobriu tem a vantagem de podermos alternar entre as duas formas depois de um tempo.

---

* NT: Esta é uma expressão idiomática que quer dizer fazer o desnecessário, já que em Atenas existem muitas corujas. A expressão original é "carregar carvão para Newcastle"... o que é totalmente desnecessário visto que lá existem muitas minas de carvão.

Star of Bethlehem

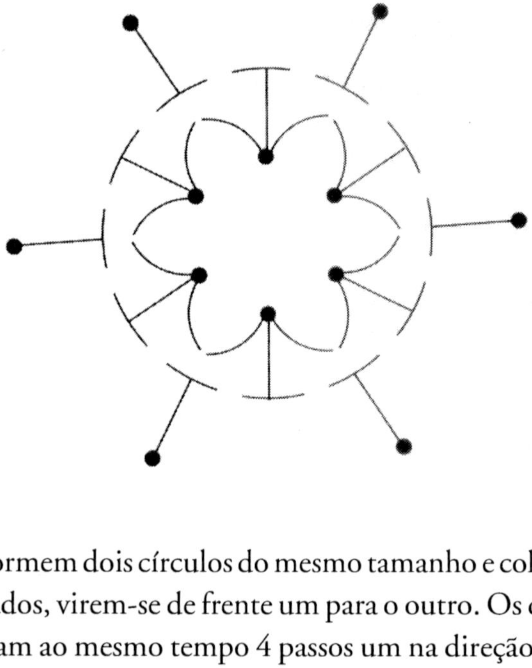

Formem dois círculos do mesmo tamanho e coloquem-se intercalados, virem-se de frente um para o outro. Os dois círculos dançam ao mesmo tempo 4 passos um na direção do outro. O círculo de dentro começa com o pé esquerdo e o de fora com o pé direito. Os que vêm do centro dão-se as mãos, levantando lentamente os braços bem esticados de modo que depois dos 4 passos tenham formado um belo portal. Os que vêm de fora prestam atenção para se colocar exatamente no portal depois dos 4 passos, nem antes nem depois.

E agora todos balançam 2 vezes. O círculo de dentro começa para a esquerda, o de fora para a direita. Depois os dois círculos continuam adiante na direção que foi interrompida, 4 passos, viram-se em 4 tempos pelo ombro direito para ir novamente ao encontro do outro.

Outra possibilidade é não balançar no portal, porém fazer 2 passos arrastados. Quer dizer, para o círculo de fora, direito para o lado e arrastar o esquerdo de modo que se ouça arranhar o chão, o círculo de dentro começa com o esquerdo.

Quando vocês souberem bem a dança, experimentam fazê-la de modo que os que estão fora passem não por "seu" portal, mas por um próximo portal na direção da dança. Porém essa mudança só o mesmo círculo pode fazer. Quando os dois círculos fazem portais, um corre atrás do outro e não encontra ninguém no portal.

Ao fazer o portal, é importante que cada um se estique na própria altura, independente de quão comprido é o braço do respectivo companheiro. E acima de tudo é importante que os portais fiquem abertos no alto, independente da altura da pessoa que está no portal.

Prestem atenção quando estiverem dançando para fora: que os primeiros 4 passos sejam grandes e os 4 seguintes sejam pequenos, quando forem para o centro comecem com os passos pequenos e então encontrem-se num lugar onde os portais sejam grandes e amplos o bastante.

Música: CD Schlüsselblume, Bethlehms Stern, n° 1

Star of Bethlehem – o Floral Reconfortante

O mais importante nesta dança são os portais. Onde quer que nos deparemos com ele, isso é um sinal de que por trás do portal algo novo começa e que nós deixamos algo para trás e não trazemos conosco. Particularmente importante para o floral, assim eu vejo, é que não passemos simplesmente, porém façamos um balanço ou o passo arrastado.

O balançar nos faz passar sempre pelo centro, e já estamos familiarizados com o movimento através do ventre de nossa mãe (Dra. Schweizer). Quando prestamos atenção em deixar os pés bem firmes no chão, isso nos dá a sensação de segurança e traz muito para a dança.

Fazemos o passo arrastado no portal, que simboliza os tempos difíceis em nossa vida, aqueles que estão no portal recebem um apoio por um momento. Quando trocamos os portais, temos a esperança que existam muitas pessoas que querem me dar um portal e cada um tem algo para dar. E quem recebeu a oferta do portal, pode também fazer um portal para o outro, não é incomum essa necessidade.

No lugar onde *Star of Bethlehem* cresce, ela vem em abundância, se não agora, certamente no ano que vem. Haverá sempre mais se alguém não as destruir.

Nesta dança tudo depende de que os portais fiquem abertos em cima. Quando queremos dar consolo, que é necessário depois de um choque, não podemos usar de nossa própria energia, precisamos a ajuda de Deus para isso, e esta Ele nos dá talvez através deste floral.

Mesmo pessoas que nada sabem do *Star of Bethlehem* requerem que o portal fique aberto em cima; o que não é exigido em nenhuma outra dança. Por outro lado, tem sempre alguém no grupo que, apesar das explicações, não é absolutamente capaz de abrir. Eu não consigo explicar isso, mas eu vejo isso acontecer repetidamente.

A história desta dança

Ouvi falar de *Star of Bethlehem* pela primeira vez como um floral que ajuda quem não consegue encontrar conforto porque sua ferida foi causada por um choque, e, portanto, seu fluxo de energia se encontra bloqueado. Isso soou para mim como um Evangelho, eu aprendi no contexto do meu trabalho de aconselhamento que aqueles que não se deixam ser confortados e não conseguem consolar a si mesmos, não conseguem, por algum motivo, liberar a sua dor. Houve também perguntas como: "Para que você precisa de seus sofrimentos, aos quais você tanto se agarra?" E então ouço de Edward Bach que é uma situação bem natural, quando em alguns casos nosso sofrimento não pode ser deixado para trás, e todos sabem quando passaram por algo semelhante, e que a ajuda existe.

Aprendi há muito tempo com os terapeutas de dança que nossas energias podem ser bloqueadas ao passarmos por estados de choque. Eles descobriram que a dança, principalmente a dança com outros, coloca o fluxo de energia novamente em movimento.

Eu fiquei muito comovida quando duas mulheres, Rita,

de Wupertal, e Margret, de Schondorf, que nada sabiam uma da outra, usaram essa dança em grupos que trabalhavam o tema violência contra mulheres.

Quando não damos as mãos ao fazermos os portais, elas ficam livres. Hella escreveu-me uma carta, onde ela mostra com precisão o quanto nós podemos abençoar nesta dança - só àqueles que querem. E neste ponto não deve haver qualquer coerção, nem mesmo um tipo específico de comando.

Em Bremen uma mulher falou que é importante fazer os portais grandes, para que ninguém que precise de consolo tenha que se encolher. Neste sentido a dança foi uma grande ajuda na noite antes da reunificação da Alemanha.

A isso se juntou o aspecto que não existe o fato de uns só fazerem os portais e outros sempre só passarem por eles.

Durante o movimento de libertação, as pessoas na Letônia começaram a falar abertamente sobre todas as pessoas que tinham sido mandadas para a Sibéria na época da União Soviética, e que bem poucos haviam sobrevivido e voltado. Em certos dias em que as deportações em massa aconteciam, fazia-se uma cerimônia de comemoração muito especial. E sempre no verão, nesses dias em junho, via-se por toda a cidade, nas vendedoras de flores, no monumento à Liberdade e nas casas, enormes buquês com *Star of Bethlehem*. Uma mulher do mercado me disse: "Essas flores sempre existiram; no entanto, antes nós não as usávamos." Imediatamente pensei no que Gudrun me havia dito, que as flores aparecem especialmente quando precisamos delas.

Friedel diz que *Star of Bethlehem* não ajuda somente no nascimento, mas que também ajuda a fortalecer os que estão morrendo.

A música tem um tom quase militar, é uma música letã dos pescadores que vivem numa região do rio Venta.

Sweet Chestnut

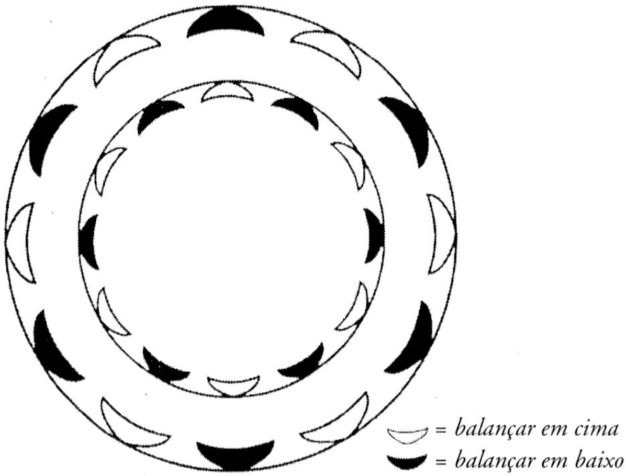

Todos estão de mãos dadas no círculo, levantam lentamente os braços esticados, e dão 4 passos na direção da dança. Então, com os braços esticados bem para cima, balançar no lugar por 4 tempos – direita, esquerda, direita, esquerda. 4 passos na direção da dança de costas, e enquanto isso abaixar os braços e se curvar o máximo possível para baixo. Balançar abaixados por 4 tempos ficando no lugar, e então em 4 tempos levantar novamente.

Quando estamos bem em cima ou bem embaixo, a melodia é sempre a mesma, e nós ficamos no lugar. Quando levantamos ou abaixamos os braços, quer dizer, no período de transição, nós andamos. A música é algumas vezes mais comprida nestas partes – seguir em frente tranquilamente e prolongar esta fase até que chegue a parte familiar, onde nós ficamos.

A dança fica muito bonita quando a fazemos em 2 círculos. Enquanto o círculo de fora começa como de costume, o de dentro começa com os passos de costas, e todos se curvam para baixo.

Fica muito mais agradável se, quando ao levantarmos os braços não segurarmos as mãos fortemente, mas somente encostarmos, pois isso dá a possibilidade para quem desejar, de abrir os braços em cima.

Música: CD Espe, Dança para Sascha

Sweet Chestnut – o Floral da Salvação

Mechthild Scheffer escreve: "Precisamos deste floral quando acreditamos que alcançamos o limite do que uma pessoa pode suportar." Esta situação de desespero interior vemos na dança este, quando fazemos os passos para trás e estamos bem embaixo, e só então, quando não vemos nada além do chão, porque estamos bem abaixados, percebemos como os nossos pés e o das nossas vizinhas, se dirigem para frente, assim como que por si sós.

Não conheço nenhuma outra dança onde se veja e se tenha experimentado isso de modo tão impressionante. E então vamos novamente para cima e para frente. Reinholda, de Augsburg, me escreveu: "Não preciso ficar sempre em baixo." Ela sentiu nesse momento algo, como uma força especial, que a leva juntamente com as outras novamente para cima.

Se fizermos a dança como explicado, em 2 círculos, então eu vejo a mim mesma nos outros que sempre dançam o oposto do que eu danço. Estou bem em cima então vejo que novamente, logo iremos para baixo e não me espanto se nesse momento meus pés já se posicionem para dar os passos de costas, no momento em que eu estou justamente no ponto mais alto. Se estiver bem em baixo, vejo que os outros não somente estão bem acima e além de tudo, fazem portais.

Gerlinde descobriu que esta dança que já dançamos há quase dez anos, era a dança para *Sweet Chestnut*.

A história desta dança

Esta é a dança para Sascha, que dançou nove meses conosco antes de chegar ao mundo. Eu fiz os primeiros grupos de dança com sua mãe Karin, em Darmstadt. E quando ele nasceu há dez anos atrás, eu quis presenteá-lo com uma dança.

Naquela época o pensamento cíclico era nossa grande descoberta. Traduzindo para o quotidiano quer dizer que, Sascha iria nos vivenciar de formas diferentes, às vezes bem em cima, eretos e fortes, alegres e com coisas boas, mas outras vezes de outro modo, cansados e deprimidos. E também acontecerá a transição, isso numa época em que será necessário que estejamos sempre na melhor forma; no trabalho, de qualquer jeito, e quando uma mãe não consegue dar conta em casa, para seus filhos, "ela não é uma boa mãe". A propaganda nos mostra a cada passo como nós podemos conseguir, e se não damos conta é somente por nossa própria culpa.

E dançamos para Sascha a mensagem: "nós temos nossos altos e baixos, e você Sascha, também não precisa estar sempre igual". Sascha vive agora na Austrália; esteve alguns anos atrás em Darmstadt e dançamos com ele sua dança.

A música é da antiga Iugoslávia. Luise, de Allgau, mostrou esta dança na demonstração pelas mulheres estupradas na Bósnia. Adotamos a causa e usamos esta dança com o pedido aliado à oração para que as mulheres possam encontrar o seu precioso núcleo inviolável que ninguém pode tomar ou destruir.

Nessa mesma época eu li o livro de Helke Sander sobre as mulheres alemãs que foram estupradas na guerra e sofrem até hoje com isso, com esse tema que é um tabu. Novamente se trata desse núcleo inviolável, que - como o Floral de Bach – nos abre a possibilidade de nos erguermos novamente.

Nessa dança as mulheres mais velhas sempre começavam a chorar e logo também as jovens que se sentem atingidas atualmente. Quanto mais eu vivencio isso, mais cuidadosa eu sou ao falar sobre o assunto. Quando nos seminários de dança essa conexão é sentida espontaneamente, então tudo bem. Estando por escrito, então uma mulher que acha que este tema é muito pesado no momento, não precisa continuar a ler.

Vervain

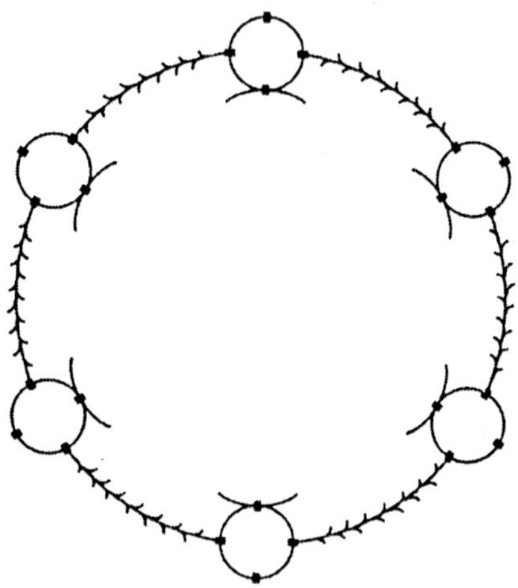

Coloquem-se no círculo, um atrás do outro e deem as mãos. Deem 16 passos na direção da dança, começando com o direito, esquerdo, sempre com o pé arrastando no chão para fora, como se quisesse afastar algo. Pode funcionar também como massagem para os pés, o que vai fazer bem.

Então parar, virar para o centro, colocar os punhos nos quadris e, começando na direção da dança, girar em todas as direções e bater o pé. Em seguida ir para o centro com os braços flexionados, balançar para a direita, esquerda, direita e então ficar no centro. Repetir estas formas no lugar e então recomeçar.

Depois da 3ª estrofe vem uma música instrumental, nessa hora simplesmente caminhar um atrás do outro e bater palmas na altura dos ombros, uma vez para fora, outra para dentro. Depois de um tempo a música muda claramente, nós continuamos caminhando e batendo no nosso próprio ombro, e quem quiser faz o mesmo naquele que está à sua frente. Ao final vem mais uma vez um verso normal, nós dançamos como no começo e para finalizar damos as mãos e levantamos os braços, todos os portais estão abertos.

Música: CD Schlüsselblume, Vervain – Tanz der Organisatorinnen, nº 21

Vervain – o Floral do Entusiasmo

No livro de Mechthild Scheffer, eu leio que precisamos do floral *Vervain* quando usamos excesso de zelo para uma coisa boa, esgotamos nossas forças tentando fazer tudo exageradamente 150 por cento, com ações às vezes fanáticas. A dança nos mostra como podemos direcionar nossas energias positivas, por exemplo, tirar o que for possível do nosso caminho e perceber o que é agradável.

Quando coloco meus punhos na cintura, a coluna fica ereta e eu vejo claramente a situação, e posso dizer o que realmente necessito, de modo que eu seja ouvido. Se eu não fecho os punhos e apoio minhas mãos na cintura de qualquer forma, então minha coluna fica torta, toda a postura insegura e subserviente. Eu olho de baixo para cima e vou colocar minhas preocupações cuidadosamente e, possivelmente, me desculpar por precisar de alguma coisa.

Bater os pés nas 4 direções mostra que eu tenho muitas possibilidades, se alguma coisa não acontece logo como eu quero, tento novamente mais tarde de forma diferente. Para poupar energia eu escolho com cuidado as formas de lidar com isso. Eu considero primeiro se é melhor bater o pé ou negociar; expressamos a negociação através do balanço dos braços.

Ao bater palmas, expresso minha alegria por ter sido bem sucedido. Pode significar também que seja para assustar resistências e obstáculos. Então posso bater palmas também como se eu quisesse buscar alguma coisa como, por exemplo, ajuda das pessoas ou de fadas ou de bons espíritos. Bater nos ombros me lembra que apesar de todo o entusiasmo para uma causa, preciso de reconhecimento e gratidão, e não os rejeito quando os receber.

Gerlinde encontrou esta dança para *Vervain.*

A história desta dança

Esta é a nossa dança, a dança para nós, facilitadoras. Quando fui convidada para um seminário num certo lugar, todos me agradeceram de coração e calorosamente ao final.

E bem no final, na maioria das vezes, mas nem sempre, dizem palavras amáveis para quem organizou tudo, porque sem ela isso não seria possível.

Só quem já fez isso sabe todo o trabalho que dá.

Por isso esta dança pertenceu por um longo tempo ao ritual de iniciação, e muitos participantes se alegraram, porque com isso todo esse trabalho de organização tão necessário foi apreciado, para que dessa forma eles pudessem vir dançar.

Ela trouxe muita alegria para o Congresso da Igreja em Berlim. Com o tempo ela virou um "sucesso" e já não se adaptava mais como dança de iniciação.

Vreni, na Suiça, teve a bela ideia com as fadas, de buscar sua ajuda com as palmas: eu conheço uma dona de casa que faz essa dança na sua cozinha quando aparece uma situação em que ela tem de resolver cinco coisas ao mesmo tempo.

Estou muito ligada ao aconselhamento por telefone. Ele depende de que as pessoas se organizem muito, mas muito para que o trabalho no telefone funcione o tempo todo, 24 horas por dia e aos domingos e feriados, tudo isso sem dinheiro, por entusiasmo por uma boa causa. Por isso é tão importante para mim organizar o trabalho sensatamente.

E é importante dizer Obrigado. Para mim é cada vez mais a "Dança dos Voluntários". Às vezes eu penso também nos enormes honorários que são pagos na economia por tudo que tem a ver com organização.

Vine

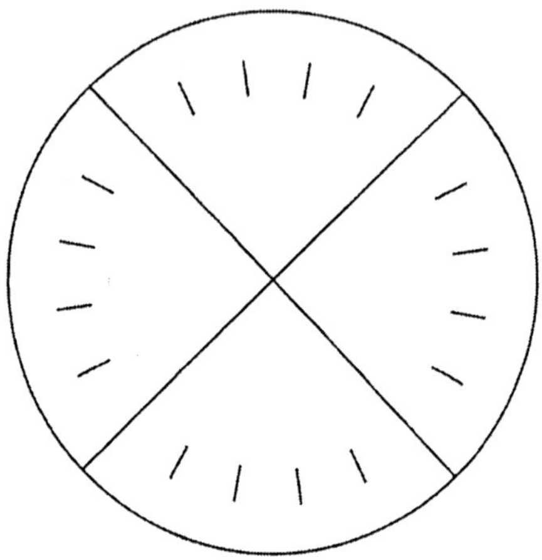

Formamos pequenos círculos com quatro pessoas, andamos 8 passos na direção da dança e ameaçamos com o braço esquerdo estendido e apontando o dedo indicador vigorosamente para o centro do círculo comum. Então vamos para a outra direção e ameaçamos agora com o direito.

Então todos batem palmas bem alto, nos seguramos no centro com a mão esquerda e damos 8 passos em saltos no círculo, depois o mesmo na outra direção segurando com a mão direita. Isso é tudo, começamos novamente com a ameaça.

Já fizemos a dança num grande círculo, na primeira volta depois de batermos palmas, dançamos duas a duas, na segunda volta no grande círculo.

Música: CD Stalti, Tanz für die Besserwisser, n° 15

Vine – o Floral da Autoridade

Quando vejo as pessoas dançando, colocando muita ênfase no impulso da "ameaça" para o centro, eu posso muito bem imaginar que alguém está tentando impor definitivamente a sua própria vontade. Mas felizmente, não são só alguns que fazem esse movimento, também outros, que sempre cedem e são mais flexíveis, todos fazem o mesmo gesto, o que é importante nesse momento, se não a dança conjunta onde todos batem palmas, saltam alegremente e se dão as mãos no centro, não teria sucesso.

Se fizerem o salto no círculo realmente rápido e com impulso, é necessário que se amparem umas às outras para que ninguém voe longe.

Renate, em Colônia, descobriu que essa dança pertence a *Vine*.

A história desta dança

A última vez que vi a dança foi na Praça da Catedral, em Riga. Todas as pessoas que lá se encontravam dançaram. Estavam ali dançando pelo menos três gerações, e eu estava muito emocionada de como através dessa dança, que lá todo mundo conhece, já se manifesta que não há dois tipos de pessoas, aquelas que mandam e aquelas que se encolhem. Ainda vejo como homens maduros e pessoas idosas dançavam junto com crianças e através dos gestos das mãos mostravam o que era importante para eles. Certamente não é verdade que nada importa, o importante é que cada um possa fazer suas escolhas.

A canção é sobre alguém que tinha roubado nabos e que é responsabilizado e punido. É sobre as normas que se aplicam a todos. No final, de qualquer forma, todos dançam junto e podem se dar as mãos.

A dança é muito relaxante, e eu posso muito bem imaginar que ela tem algo a ver com o *Vine*. Importante para mim é que nela não cabe a expressão "cinco é numero par".* Quando vi dançarem em 4 e ainda por cima atravessando gerações, pensei imediatamente na pequena família alemã. Eu não poderia senão fazê-la inicialmente em um grande círculo, o que também é prazeroso, mas algo bem diferente.

Eu podia bem imaginá-la em um seminário com o tema de "Como Lidar com Grupos", mas, ela não teria muito mais a ver com a dança original.

---

* NT: expressão idiomática alemã que quer dizer "não leve as coisas tão a sério", ou, "tanto faz...".

Walnut

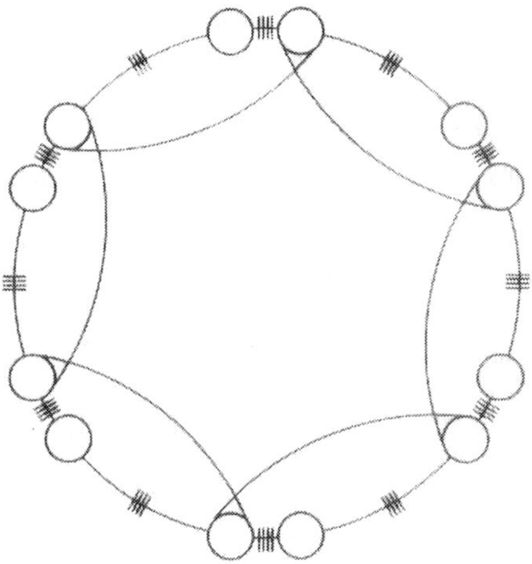

Colocamo-nos em pares virados para o centro do círculo. Cada par precisa resolver quem fica à direita. Os que ficam à direita, ficam parados no lugar enquanto os da esquerda trocam para o próximo parceiro/a.

A troca acontece assim: os dois que formam um par, dão a outra mão, que ainda não estava dada, para a parceira ou parceiro, e aquele que fica no lugar guia este parceiro com essa mão para o seu lado direito, de modo que esta pessoa seja a parceira do próximo à esquerda. Então você recebe seu próximo par que vem da esquerda. Parece muito complicado, mas é bem simples. Esta é a segunda parte da dança.

Primeiro nós andamos de mãos dadas no círculo 4 passos lentos, e então batemos fortemente 4 vezes com os pés, e repetimos. Agora os pares, de mãos dadas, levantam os braços lentamente em 4 tempos, formando um portal, olham-se atentamente e passam ao mesmo tempo pelo portal em 2 tempos, ambos podem bater os pés fortemente nos tempos 3 e 4, e então vem a troca de pares.

Música: CD Schlüsselblume, Sijā auzas, n° 17

Walnut – o Floral do Recomeço

Esta é uma dança original da Letônia. O casamento, como começo de uma nova fase, desempenha um papel muito importante no folclore. A canção fala de uma proposta de namoro: finalmente a jovem decide ir com o homem, por mais que seus irmãos a peçam para ficar em casa. O pretendente prometeu muito e garantiu que vai cumprir tudo. No começo ele foi recusado e rejeitado muitas vezes. Os irmãos não fazem nenhum segredo de como a sua irmã tem tudo do bom e do melhor em casa. Depois de longa e cuidadosa consideração, a moça faz a sua escolha.

A parte com o portal é uma imagem que ao despedirem-se, eles se olham um ao outro mais uma vez intensamente, então ao passar pelo portal, vê-se tudo num nível diferente, abrem-se novas possibilidades. O bater dos pés faz parte dos costumes de casamento, bater os pés para tudo o que não é bom, não levar nenhuma má experiência, pôr tudo em ordem logo de começo..

Não é de espantar que Marianne, em Weinfelden, na Suíça, a reconheceu como *Walnut*, logo após a termos dançado. Eu perguntei em Dusseldorf depois de dançarmos, se alguém reconhecia nela algum Floral de Bach, e a resposta veio rapidamente: *Walnut*.

A história desta dança

Eu conheci esta dança numa festa folclórica na Letônia. Eu não cansava de ver os belos rostos que todos faziam após dançar pelo portal.

Ficou claro para mim também nessa dança que ninguém pode fazer um portal sozinho. É uma experiência maravilhosa que na dança são tantos que fazem um portal comigo. E se eu não tenho ninguém e preciso de alguém? E se, quando eu encontro alguém, não consigo mesmo assim passar pelo portal? Então as vibrações de *Walnut* irão me ajudar. Eu não preciso trabalhar nada em mim ou até mesmo me opor, o floral me ajuda a me mudar e transformar, e então eu posso no sentido mais profundo da palavra, recomeçar.

Elfriede conta que estava em alguma fila em Taizé, e à sua frente um grupo de jovens cantava a canção desta nossa dança, era um grupo da Letônia. Elfride cantou junto e imediatamente iniciou-se uma comunicação que ninguém teria imaginado antes.

Water Violet

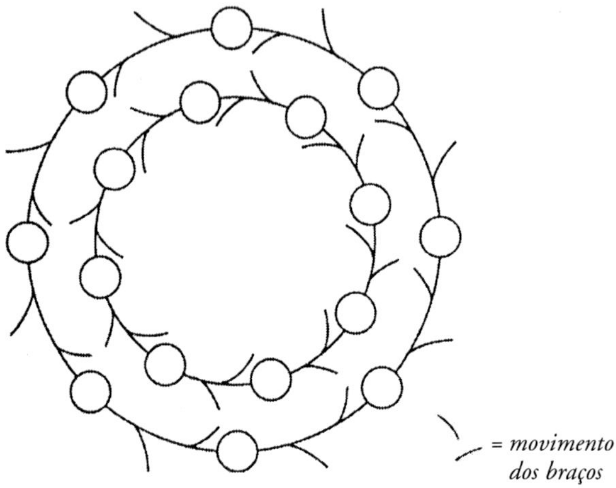

Primeiro, estamos num círculo, um atrás do outro, fazemos um pequeno passo à frente na direção da dança (este incluído nos 4 tempos), e com o braço direito desenhamos no ar um arco para fora, como se convidando, semeando, oferecendo algo. Nos próximos 4 passos, o mesmo para a esquerda.

Então como numa espiral os braços bem levantados e começando com o pé direito, damos 3 passos em 3 tempos girando em volta de si mesmo na linha do círculo. No 4º tempo juntar o pé esquerdo ao direito e repetir tudo mais uma vez. Depois como no começo, um convite através do generoso arco que os braços descrevem.

Quando soubermos fazer isso bem, podemos tentar fazer em 2 círculos. Os de dentro fazem um giro e se posicionam para a direita, os de fora viram-se para o centro, e agora nos encontramos. Então cada círculo faz uma coisa diferente, até que venha o encontro. No final da estrofe, o círculo de dentro só tem um giro, o próximo já é o começo de um novo verso.

O giro é bem forte, e como em cada grupo tem sempre alguém que neste momento não consegue girar, eu ofereço uma alternativa que de forma alguma atrapalha a dança. Dar 2 vezes um passo para o lado e a coisa certa a fazer agora é juntar o pé – virado para o centro, os braços para cima.

Nota: Ocorre-me que somente na dança para *Water Violet* nós nunca damos as mãos. Isso eu quero mudar: após o primeiro giro deixamos os braços para cima, fazemos portais de mãos dadas e andamos dessa maneira na direção da dança.

Música: CD Schlüsselblume, Water Violet, n° 23

Water Violet – o Floral da Comunicação

Conhecemos muito bem o direito de ser necessariamente autônomo. Se eu consigo conviver com cada um separadamente, então posso também fazer muita coisa com os outros em conjunto. Mas na vida as coisas são diferentes. Claro que fica maravilhoso quando dançam eretos, com os braços levantados esticados para o céu, giram centrados, como deve ser visto na dança. Mas com o tempo, os braços ficam moles, e as pessoas ficam tontas com tantos giros. Ficamos mesmo solitários na dança.

Por sorte a dança oferece possibilidades claras de contato com os outros. O melhor de tudo é quando alguém no círculo me encontra, talvez olhe para mim ou mesmo sorria. Os contatos são variados e a cada vez dar e receber está em jogo.

No círculo de dentro eu faço conexão com o centro através da dança, e quem está fora se conecta com o ambiente. Tanto faz o que vemos, seja a natureza, sejam casas onde moram pessoas, ou seja até mesmo uma parede, podemos sempre imaginar o que poderia estar por trás disso.

Para muitos tornou-se importante na vida cotidiana, observar na dança: o centro está sempre lá.

A história desta dança

Os gestos maravilhosos para dar e oferecer, eu os vi há pouco tempo num quadro de Chagall. Logo pensei que eles acontecem seguidamente na dança. Mas não me lembrei de nenhuma especificamente. Então vi em Riga, em duas danças bem diferentes, exatamente esse gesto de dar juntamente com o giro em si mesmo. Um era o grupo de dança do ginásio de Riga e o outro o grupo Liesma. Para eles era um pequeno detalhe numa grande coreografia, para mim bastavam esses gestos.

Nesta dança sempre me lembro de um famoso palhaço que se chama Pic. Ele contou uma vez que, antes de se apresentar, sempre sentia medo de não conseguir fazer tudo que pretendia. Então, ele se colocava num lugar onde muitas pessoas passavam, pessoas que iriam assistir ao espetáculo no circo, e quando via alguém que fazia uma cara amigável, todo seu medo sumia.

White Chestnut

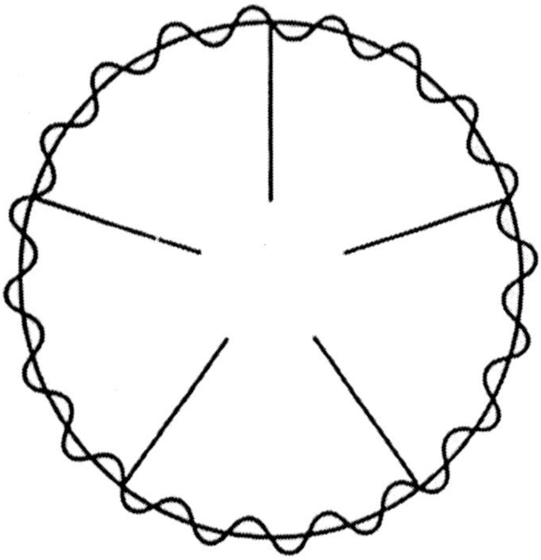

Estamos no círculo, virados para o centro de mãos dadas e damos um passo com o direito para o lado, o esquerdo cruza à frente, direito para o lado, esquerdo cruza atrás. Agora com um impulso viramos o corpo, primeiro na direção da dança, ao cruzar por trás na direção oposta (na Letônia, as saias das mulheres voam lindamente!).

Quando a música fica rápida, levantar os braços esticados, correr para o centro e de volta, na 2ª vez retomar os passos cruzados. Ao final a música se repete, o que convida ao centro novamente: aproveitar e dançar de acordo com isso.

Música: CD Stalti, Kastanien-Tanz, n° 6

White Chestnut – a Flor do Pensamento

É tão difícil sair do carrossel do pensamento! Isso todas as pessoas sabem, e todos já passaram pela experiência de quando a mesma frase fica rolando na mente e mesmo no coração. Não conseguimos encontrar outros pensamentos e às vezes é muito triste e inquietante. E não conseguimos nos livrar deles. A dança mostra uma imagem disto, de quanta energia é necessária para romper o giro e virar-se essencialmente para o centro.

Na dança, os outros no círculo nos ajudam, a música ajuda, a risada das crianças que ouvimos na canção do grupo Skandinieki, e sempre dar novos impulsos, tudo isso é necessário.

Não é sempre que temos um grupo que possa nos ajudar, mas Edward Bach encontrou um floral que nos ajuda com suas vibrações a ir para o centro, para o essencial, para a fonte de energia que pode nos redimir dos pensamentos angustiantes recorrentes.

A história desta dança

Eu vi esta dança na Letônia, numa festa folclórica em uma tarde que foi dedicada às danças da Finlândia, Estônia e Livônia. A festa consistia em que um grupo mostrava uma dança e depois ela era repetida e quem quisesse poderia dançar junto. Eram danças bem simples, mas nenhuma reunia o povo tanto quanto esta. Isto me chamou muito a atenção e não consegui explicação.

Eu já a havia mostrado algumas vezes na Alemanha e as pessoas se alegravam com ela. Certo dia, tendo os Florais à minha frente, *White Chestnut* me atraiu de forma clara e forte. Eu me perguntei por que, pois, por mais que conheça o carrossel do pensamento, isso não estava acontecendo naquele momento e, enquanto eu me perguntava, a dança surgiu à minha frente. Minha alegria foi muito grande e eu me senti ricamente presenteada.

Uma mulher de Sindelfingen disse uma vez que quando dançamos para o centro parecemos como uma das muitas "velas" na árvore *White Chestnut*, e cada um de nós é uma das belas flores. Ouço seguidamente como as pessoas veem esta árvore de outra forma, uma vez que só através da dança elas tomam conhecimento de suas possibilidades de ajuda.

Wild Oak

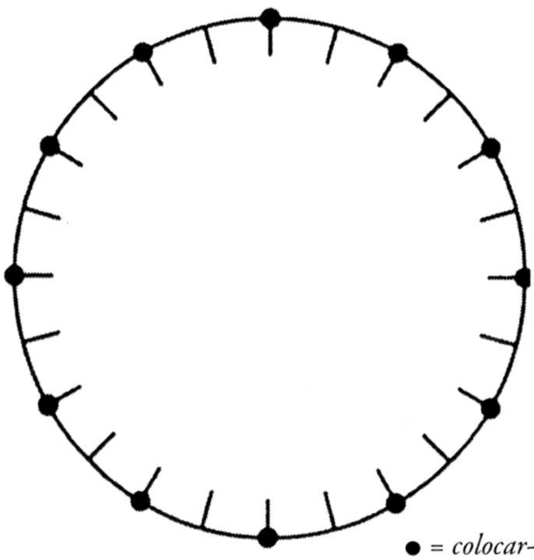

● = *colocar-se na ponta dos pés*

Colocamo-nos no círculo de mãos dadas, começamos com o pé direito, dando 3 grandes passos na direção da dança. No 4, a perna esquerda balança sobre a direita e aponta claramente para o centro. Viramos naturalmente de modo acentuado para o centro. Então balançamos em 4 tempos, esquerda, direita, quer dizer: 2 vezes para frente e para trás, os braços também balançam. Agora, começando com o esquerdo, 3 pequenos passos na direção oposta da dança. Desta vez balançamos no quarto tempo a perna direita sobre a esquerda, e nos viramos novamente para o centro, balançamos uma vez, colocamos o pé direito ao lado do esquerdo e nos elevamos nas pontas dos pés.

É muito importante que os passos na direção da dança sejam grandes e os na o direção sejam pequenos para que sigamos em frente na dança, o que quer dizer, vamos em direção ao futuro.

Música: CD Stalti, Tanz für die kranke Ostsee, n° 17

Wild Oat – o Floral da Profissão

Como a dança e as energias do floral se pertencem é tão óbvio, que qualquer palavra sobre isso seria supérflua. Mas tudo depende de que não fiquemos no lugar, mas sim que façamos os passos para frente com expressão de determinação com a qual nos dirigimos ao objetivo de nossas vidas.

A história desta dança

Eu vi os passos num grupo de dança da Suécia. Fazemos esta dança desde 1988, uma dança para o "Mar Báltico Doente". Detectou-se na época, que o mar Báltico estava muito mais contaminado do que se pensava. Por mais de cem anos não se poderá tomar banho nas praias de Riga, e em outras costas do Báltico acontece o mesmo.

Quando tomaram conhecimento dos fatos, pessoas de todos os países que ficam no Mar Báltico se colocaram juntas numa corrente humana, se deram as mãos pelo Mar Báltico.

Comecei a fazer esta dança e me alegrei porque as pessoas se juntaram nesse objetivo.

A canção é muito antiga e já era cantada pelos livônios. A família Stalti gravou no cassete pimeiro a forma cantada original, e numa segunda vez, da maneira como se canta hoje em dia.

Agradecemos também a algumas das mulheres do grupo de Kranichsteiner por termos a nova forma, pois quando estiveram na Letônia cantaram a canção e com ela trouxeram memórias importantes.

É uma antiga música de namoro, que fala da mãe que não quer dar sua filha em casamento e acusa o pretendente de tudo que é possível. Ele, porém, não se dá por vencido, e no último verso diz que vai se casar com a jovem sem perguntar à mãe ou ao pai.

Durante a ocupação soviética, depois da guerra, os letões não podiam cantar o seu antigo hino. No entanto, quando eles realmente queriam cantar "Deus abençoe a Letônia", entoavam esta canção popular. Ninguém poderia proibir isso, dizer algo contra esse texto, nem mesmo as pessoas em Moscou poderiam se opor, mas era sabido o sentido da canção e eram todos vigiados.

Foi muito duro para mim quando essa melodia apareceu na literatura da dança como "canção de ninar", e não recebi resposta à minha oposição. Conversei com meus amigos na Letônia. Eles resolveram, após algumas reflexões, cantar a canção para nós no CD.

Wild Rose

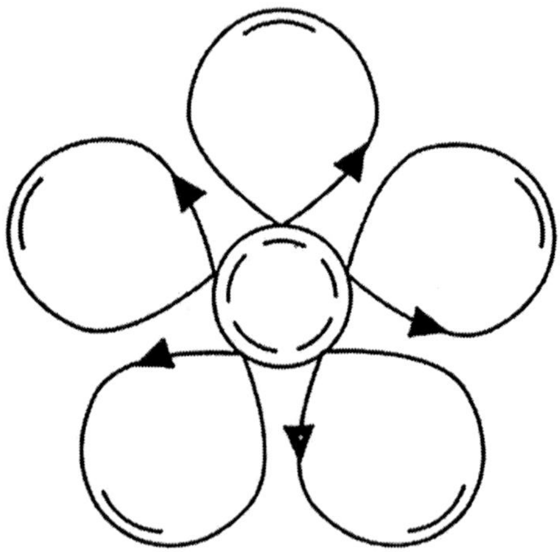

Contamos sempre 5 e 4, entre eles uma pausa. Para começar ficamos o mais perto possível, de mãos dadas no círculo, virados para o centro. Levantar os braços nos primeiros 5 tempos, cruzá-los à frente do peito e balançar 4 tempos, direita, esquerda, até o centro. Agora abaixar os braços lentamente, dar as mãos e dar 5 passos no círculo.

Depois todos começam a dançar sua própria pétala de

rosa, fazem um grande arco com os braços para o lado aos primeiros 5 passos, nos próximos tempos, baixá-los novamente.

Imagine sua própria pétala de rosa: virar para o centro dela, dar 5 passos pela borda da pétala, no meio do caminho levantar os braços. Juntar o pé esquerdo nessa pequena pausa, balançar, balançar suavemente e, começando com o pé direito, voltar ao ponto de partida. Virar para o centro comum e balançar juntos.

Música: CD Stalti, Heckenrose, n° 4

Wild Rose – o Floral da Alegria de Viver

Dá para ver muito nesta dança. Primeiro nos fechamos e depois podemos nos abrir bem. Qualquer pessoa a dança; e a imagem total é de uma grande rosa silvestre que se abre ao sol para receber novas energias. Na maior parte, cada um dança para si, mas está incluído no grupo. A dança leva repetidamente para fontes de energias em comum. O balanço frequente leva sempre para o próprio centro, que dá energia e também é fortalecido por nós.

A história desta dança

A dança volta à "Monja Perolada" de Karin Rosen. Ursa Krattinger vê as rosas na cestinha de Santa Dorothea como incentivo, "floresce, floresce". Emanam muitas, mas muitas forças dessas palavras, e muitas mulheres chegam somente agora à ideia que elas podem florescer. E hoje, mais de dez anos depois, estas palavras e imagens se tornam mais preciosas, desde que homens descobriram que isto vale para eles também, quando eles podem e querem ouvi-las.

De volta à dança – Erich, em Rosenheim, e eu mudamos algumas coisas na coreografia para fortalecer os elementos do florescimento e abertura.

A canção me foi dada por Dainis, em Riga, cantada em livônio e letão. Ele disse que finlandeses, estônios e suecos também a cantam. Quando a mostrei aqui, algumas alemãs conheciam a canção. Elas tinham-na ouvido em francês. Aos poucos descobri que é conhecida pelo menos em onze línguas, sendo que nem consegui investigar em muitos lugares.

É sempre sobre a terra natal e, nas diferentes regiões, outras paisagens são cantadas. Suíços e italianos cantam as montanhas, letões e livônios cantam o Mar Báltico. Existe também um texto para a Suábia. O que os holandeses cantam eu não sei, mas que eles a conhecem é certo. Eu ainda vejo à minha frente os olhos brilhantes de um trabalhador estrangeiro que assobiava lindamente enquanto trabalhava, quando eu perguntei se poderia assobiar uma canção para ele, para ver se ele a conhecia.

Às vezes pensamos que esta canção poderia ser um hino europeu. Todos poderiam cantá-la junto. O significado faz sentido por todos os lados, mesmo que todos cantem regiões diferentes.

Encontramos tudo isto nesta dança para *Wild Rose*, que nos ajuda a superar a profunda resignação e encontrar novamente a alegria de viver.

Willow

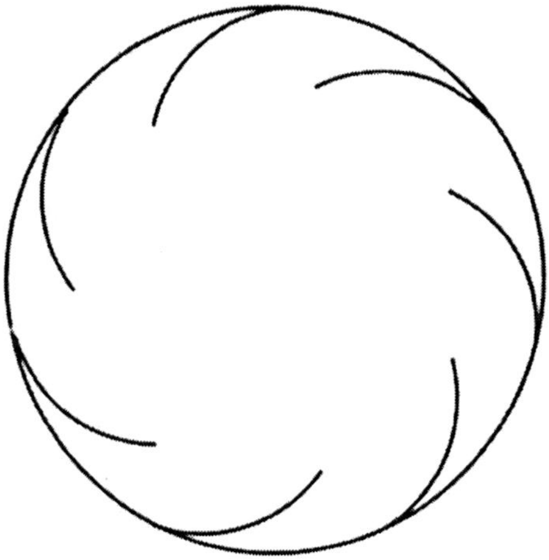

Posição no círculo: virados para o centro, mãos dadas normalmente

Passos: 4 passos no círculo, sentido horário: direito, esquerdo, direito, esquerdo; então soltar as mãos e em 4 passos ir ao centro fazendo um leve arco; no 4º passo levantar o antebraço e cruzá-lo (antebraço direito por sobre o antebraço esquerdo do parceiro à direita; antebraço esquerdo atrás de antebraço direito do vizinho à esquerda): balança direito, esquerdo, direito, esquerdo. Então, em 4 passos, fazer num meio arco de volta ao círculo, direito, esquerdo, direito, esquerdo, de mãos dadas.

A explicação e a ilustração da dança nós tiramos do livro "No Círculo à volta do Centro Cósmico", de Marie Luise Soltmann, com a gentil autorização da autora, publicado pela editora Bauer em 1989, S 85.

Música: CD Stalti, Weiden-Tanz, n° 21

Willow – o Floral do Destino

Willow nos ajuda a recomeçar depois de sermos feridos.

Na dança deixamos o caminho a cargo do círculo, vamos ao centro e nos fortalecemos juntamente com os outros e voltamos ao círculo para o mesmo lugar de onde saímos, e começamos novamente a percorrer o caminho.

Uma situação muito delicada acontece quando todos estão no centro e mantêm as mãos abertas para cima, enquanto balançamos. Todos os órgãos estão representados na palma de nossas mãos, tantas mãos abertas tão perto umas das outras – então é importante perceber, reconhecer e lidar com o outro cuidadosamente começando por fazer com que todos e todas tenham espaço suficiente no círculo.

A história desta dança

O que Susanne Fischer escreve sobre o *Willow*, me comove há muito tempo. "Uma árvore que consegue tolerar tantos danos e sempre recomeça." Das feridas ainda abertas surgem novos brotos e, quando alguém corta um galho e o coloca na terra, criam-se raízes.

Edward Bach descobriu que o floral de *Willow* nos ajuda a aceitar nosso destino e a tomar responsabilidade por nossas vidas. Para mim, ressoa também como um perdão que não é imposto.

Eu desejava muito uma dança para ele, mas não aparecia nenhuma.

Não poderia aparecer nenhuma, porque a melhor que poderia existir já estava lá. Eu só não a conhecia. Entendi isto quando conheci a dança de Marie Luise Soltmanns para a bem-aventurança. Ela veio a mim de um modo muito estranho. Eu havia emprestado o livro a um amigo. Ele descobriu que Marie Luise escolheu para a dança uma música que o coro do qual ele participava cantava. Tomei coragem e perguntei à Senhora Soltmann se ela concordaria que usássemos essa dança para *Willow*, numa música bem simples da Letônia. Ela concordou e nos presenteou com os seguintes versos:

Abençoado
aquele que ama o salgueiro:
ele chora conosco.

Abençoado
aquele que ama o salgueiro:
ele se entrega.

Abençoado
aquele que ama o salgueiro,
ele se supera.

Seja como o salgueiro:
Ame.

A canção letã é uma canção de casamento. Os proprietários das terras tinham recrutado os jovens para o serviço militar por longo tempo e também os enviado para a luta. Um homem que sobreviveu a tudo se alegra que sua noiva o tenha esperado, mesmo que não tenha sido fácil, e sem a certeza de que ele realmente voltaria. Agora eles podem, juntos, recomeçar.

A Terapia dos Florais de Bach

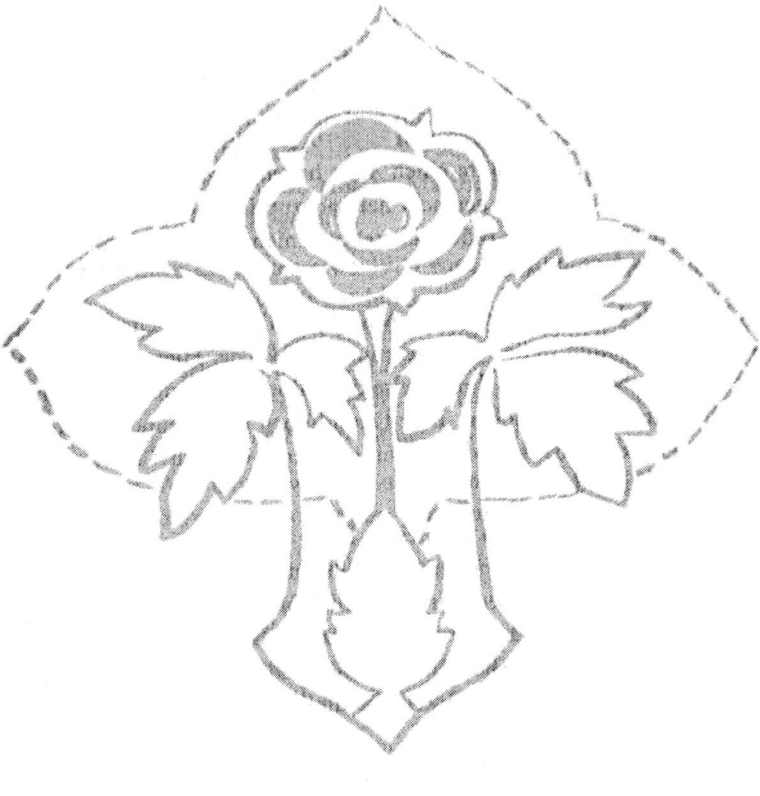

Introdução à Terapia dos Florais de Bach

O médico inglês Dr. Edward Bach reconheceu que o verdadeiro bem-estar e a força mental só podem vir de dentro. O pré-requisito para uma personalidade harmoniosa e um caráter positivo e estável é que as forças intelectuais e espirituais que conectam as pessoas com o cosmo vibrem em harmonia.

As consequências de desarmonia entre esses níveis aparecem primeiro com os assim chamados estados negativos da mente como, por exemplo, insegurança, desânimo, impaciência – situações que invadem a todos de tempos em tempos quando não se está mentalmente equilibrado.

Edward Bach foi de opinião que esses estados de espírito negativos eventualmente influenciam também o corpo, roubando-lhe força e vitalidade, bloqueando o fluxo da energia cósmica universal que é necessário em todos os níveis de existência.

Dr. Bach descobriu que o restabelecimento da harmonia no homem pode ser feita com a ajuda das energias especiais de certas flores silvestres. Elas abrem os canais para o fluxo universal de energia que conecta o indivíduo novamente com o Cosmo.

"Doença", disse Bach, "não é crueldade nem castigo, mas simplesmente um corretivo: uma ferramenta que utiliza a nossa própria alma para nos apontar nossos erros, para nos deter de cometer erros maiores, para evitar que causemos maiores danos – e nos colocar de novo no caminho da verdade e da luz, de onde nunca deveríamos ter saído."

Professores de todas as épocas têm sido apontados por sua grande sabedoria sobre a ligação do reino vegetal com o nível da alma das pessoas. A Edward Bach, no entanto, ficou reservado identificar e definir as 38 atitudes emocionais negativas das pessoas e, então descobrir as plantas associadas a esse nível de interação.

Ele as descreveu como "Plantas da Ordem Superior":

"Algumas flores silvestres, arbustos e árvores de ordem superior, possuem, através de sua alta vibração, o poder de elevar nossas vibrações humanas e abrir nossos canais para as mensagens do nosso eu superior; inundam nossa personalidade com as virtudes que precisamos e, então, lavam as falhas de caráter que causam nosso sofrimento. Assim como uma bela música ou outras coisas que nos inspiram, elas são capazes de elevar toda a nossa personalidade e nos aproximar da nossa alma. Desse modo, elas nos dão paz e nos aliviam de nosso sofrimento. Elas não curam porque combatem as desarmonias e doenças diretamente, mas sim porque fazem fluir em nossos corpos as belas vibrações de nosso eu superior, perante as quais crise e doenças se derretem como a neve ao sol."

Assim Dr. Bach definiu como nível de ação o mesmo efeito sutil, em áreas não materiais, onde os sons da música, as cores da pintura, as formas da dança e os pensamentos e versos dos grandes poetas são eficazes. Estes níveis ainda não foram diretamente detectados mesmo com a medição dos mais modernos métodos eletrônicos.

No entanto, existem hipóteses sobre o efeito dos Florais de Bach, por exemplo, da ideia de que estados emocionais negativos produzem "impurezas emocionais", que levam, por meio do sistema vegetativo nervoso e glândulas endócrinas (por exemplo, glândula suprarrenal), a uma redução da função do sistema imunológico. Poderíamos também dizer: "Estas impurezas emocionais resultam numa contaminação do nosso corpo de energia (que, como se sabe, penetra no corpo físico). Estas impurezas bloqueiam os canais que conectam as pessoas com o cosmo."

Ao limpar o corpo energético dos detritos emocionais, com isso harmonizando novamente o que está ligado a ele, esses canais serão livres novamente. Resultados: 1. o fluxo de energia cósmica universal, ao qual devemos nossa saúde, pode voltar a fluir livremente; 2. o homem fica positivamente capaz, mental e fisicamente.

Edward Bach descobriu 38 estados negativos coletivos da mente, como por exemplo, ciúme, culpa, impaciência, desespero, que todas as pessoas em todos os tempos já vivenciaram ou vivenciam; e para isso ele encontrou as plantas correlacionadas que podem se conectar com esse nível de sentimento coletivo. Ele as chamou de *happy fellows of the plant world*, "felizes companheiras do mundo das plantas".

As flores dessas espécies vegetais não só fornecem a cor e o aroma, mas também energia espiritual. Essa energia harmoniosa da essência da planta pode entrar em ressonância energética com as vibrações da alma humana. As energias das flores são tão delicadas que de fato não são vistas sob um microscópio, mas com os avançados processos tecnológicos das fotografias de alta frequência, podem se tornar visíveis.

Tomadas em forma de gotas, as energias das flores agem como um catalisador de energia ou um impulso de energia sutil, que mexe com as impurezas emocionais de modo que estas se dissolvem por si só.

Era a intenção de Edward Bach, com sua terapia floral, contribuir para uma "forma nova e mais humana de medicina". Ele imaginou que os concentrados de suas flores fossem usados por médicos profissionais especialmente no caso das doenças psicossomáticas. Acima de tudo, porém, ele esperava que suas essências fossem usadas no autotratamento e nos cuidados de saúde, e que encontrassem um lugar certo no armário de remédios de cada família.

Hoje, mais de meio século depois, essa ideia começa a se tornar realidade nos países de língua alemã. A sua facilidade de manuseio e, no melhor sentido, seu inofensivo modo de operar (overdoses excluídas, efeitos secundários desconhecidos, tolerabilidade com todas as outras formas de terapia) torna o uso dos Florais de Bach muito mais possível de lidar, dependendo do caso, para muito mais pessoas do que outros métodos sutis. (Na Alemanha, o uso dos Florais de Bach concentrados, fora do círculo familiar, só é permitido para o médico ou terapeuta.)

No entanto, os concentrados dos Florais de Bach fazem mais sentido como uma medida de saúde mental, para reforçar nossas defesas psíquicas, especialmente nesta área onde não existe nenhuma forma comparável de terapia. A partir desta perspectiva, seria desejável que os Florais de Bach encontrassem mais aceitação, por exemplo, em creches, escolas, centros de aconselhamento matrimonial e de outras instituições de cuidados da saúde.

Para identificar os estados emocionais negativos ou falhas de caráter em si mesmo e em seu próximo, você não precisa de nenhuma formação médica ou psicológica, mas antes de tudo uma boa observação, maturidade humana e, acima de tudo, a empatia natural e um saudável senso de forças e fraquezas da natureza humana.

Pré-requisito para o sucesso de uma terapia com os Florais de Bach, no entanto, é que a pessoa que toma os Florais de Bach esteja pronta para trabalhar sobre si mesmo e suas fraquezas mentais? Isto porque o poder dos Florais de Bach pode sempre dar o impulso para reduzir as nossas impurezas emocionais, mas está em nós agarrar esses impulsos. Visto dessa forma, os concentrados dos Florais de Bach sopram vento de popa em seus próprios desenvolvimentos mentais.

Breve Descrição dos Florais de Bach

Estas colocações são tiradas do livro *Chaves para a Alma*, de Mechthilde Scheffer

Da harmonia aparente para a paz interior

Agrimony

A flor da honestidade

Atitude mental negativa: Tentamos ocultar pensamentos angustiantes e inquietação interior atrás de uma fachada de alegria e despreocupação. Como as pessoas gostam de viver em paz e harmonia, isto se transforma através de mau humor e polêmica, em sofrimento mental. Para suprimir pensamentos agonizantes, lançamos mão do álcool, comprimidos, usando todas as possibilidades para desviar a atenção.

Evolução positiva: Mais habilidades de confrontação. Aprender a se integrar com as discordâncias da vida ou dar a elas a verdadeira importância.

Dos maus presságios para sensibilidade da consciência

Aspen

O floral do pressentimento

Atitude mental negativa: É atormentado por inexplicáveis medos vagos e premonições, medo secreto de algum desastre ameaçador. "Pode ouvir a grama crescer" (em alemão é uma frase idiomática que quer dizer imaginar coisas) e tem ansiedade infundada quando está sozinho ou mesmo entre as pessoas.

Evolução positiva: Capacidade de distinguir a própria sensibilidade de uma forma realista para lidar melhor com ela.

De conhecer melhor para compreender melhor

Beech

O floral da tolerância

Atitude mental negativa: Reage de forma crítica e intolerante, pode gerar pouca simpatia ou empatia. Por isso reage de forma mesquinha, pedante, inflexível. A extensão da crítica é geralmente desproporcional à ocasião. Isola-se por sua posição crítica em relação às pessoas.

Evolução positiva: Atitude tolerante, sagacidade intelectual, compreensão do comportamento humano.

Da servidão passiva para ativa

Centaury

O floral do servir

Atitude mental negativa: A fraqueza da vontade própria

o leva a nunca dizer não e é usado pelos outros seguidamente. Tendo em vista que se esforça para fazer a vontade dos outros em detrimento da própria, corre o risco de perder o sentido da própria vida.

Evolução positiva: Você aprende a dizer não e expressa melhor suas próprias necessidades.

Da fraqueza de juízo para a segurança interna
Cerato
O floral da intuição

Atitude mental negativa: Quando se tem muito pouca confiança em sua própria opinião e em si mesmo. Pede constantemente conselhos aos outros porque desconfia do próprio discernimento. Deixa-se enganar e leva desvantagem agindo contra as próprias convicções.

Evolução positiva: Reconhece e confia em sua própria intuição. Deixa-se guiar por sua voz interior e mantém suas decisões.

Da pressão interior para o relaxamento
Cherry Plum
O floral da serenidade

Atitude mental negativa: É difícil se deixar ir internamente, existe medo de uma explosão emocional. Tensão interna e cãimbras, mas também explosões de raiva descontroladas. Muitas vezes acredita estar se deparando com um colapso nervoso.

Evolução positiva: Coragem, força, espontaneidade, flexibilidade interior – mais calma em situações tensas.

Da imprudência para a experiência

Chestnut Bud

O floral do aprendizado

Atitude mental negativa: Cai sempre novamente nas mesmas dificuldades, porque as experiências não foram realmente bem trabalhadas e não foram o bastante para aprender. Seja por indiferença, apatia ou pressa interior, comete os mesmos erros repetidamente. Muitas vezes está com os pensamentos dois passos à frente.

Evolução positiva: Aprende a lidar conscientemente com as experiências diárias e conduzi-las de forma construtiva.

Do amor exigido para o amor fluente

Chicory

O floral do relacionamento

Atitude mental negativa: Atitude de personalidade possessiva, que consciente ou inconscientemente interfere em qualquer assunto e acredita ter que organizar ou dirigir as coisas de acordo com suas próprias ideias, tende a impor formalmente seu auxílio, espera gratidão e se isso lhe é negado, escapa facilmente para a autopiedade.

Evolução positiva: Sentimento espontâneo de afeto para com os outros, sem, no entanto, impor-lhes as suas próprias reivindicações.

Da fuga da realidade para a concepção da realidade
Clematis
O sonhador ou o floral da realidade

Atitude mental negativa: Está com o pensamento quase sempre em algum outro lugar e geralmente mostra pouca atenção e envolvimento com o que está acontecendo ao seu redor. Falta de concentração. O tipo do sonhador que muitas vezes não se sente em casa quando na realidade. Parece distraído, desatento e fora de si, pobre em vitalidade e estímulo.

Evolução positiva: Está consciente da realidade e do presente. Coloca em prática seu talento criativo.

Da obsessão por limpeza para a limpeza interior
Crab Apple
O floral da limpeza

Atitude mental negativa: Sente-se sujo interna ou externamente, imundo ou infectado. Tem um desmedido ideal de ordem e limpeza, não só no físico mas também nos níveis mental e espiritual. Portanto, é sensível a qualquer suposta forma de desordem em todas as áreas da vida.

Evolução positiva: Desenvolve uma atitude mais positiva com sua própria corporalidade e mais sentido no que se refere ao exagero quanto à ordem.

A partir da crise do próprio valor para a confiança interna

Elm

O floral da responsabilidade

Atitude mental negativa: De repente tem a sensação de não ser capaz de concluir suas tarefas ou responsabilidades. A partir desse sentimento, que é geralmente de natureza temporária, são principalmente afetadas as pessoas que têm um caráter forte e uma extrema vontade de realizar. Duvida de suas habilidades – contra um melhor julgamento.

Evolução positiva: Aprende a perceber suas próprias responsabilidades e necessidades reais e vê os problemas novamente em suas devidas proporções.

Da dúvida para a confiança

Gentian

O floral da fé

Atitude mental negativa: Cético, desconfiado, facilmente desencorajado – atitude pessimista pronunciada, que pode ir tão longe que quase parece apreciar esse status. Qualquer coisa e tudo é questionado. Falta de fé e confiança.

Evolução positiva: Uma expectativa mais positiva e a capacidade de viver com o conflito.

Da resignação para a iniciativa

Gorse

O floral da esperança

Atitude mental negativa: Sem esperança, resignado, vive consciente ou inconscientemente, e com o sentimento de que não vale mais a pena. Desistiu de contar com mudanças, especialmente pela longa duração das situações crônicas ou de doenças.

Evolução positiva: Cria novas esperanças. Ganha uma nova perspectiva sobre a difícil ou aparentemente imutável situação de sua vida.

De criança carente para o adulto compreensivo

Heather

O floral da identidade

Atitude mental negativa: Através de uma forte necessidade emocional é muito autocentrado e completamente ocupado com si mesmo. Frequentemente quer ser o foco de interesse, procura ser alvo de atenção de modo quase obsessivo e, mesmo em conversas individuais, mal deixa o outro falar. Precisa inconscientemente chamar atenção a todo custo.

Evolução positiva: Consegue se soltar da situação problemática e ganhar maior compreensão e empatia pelo ambiente à sua volta.

Da insensibilidade para a generosidade

Holly

O floral da harmonia

Atitude mental negativa: Emocionalmente perturbado, é atormentado pelo ciúme, desconfiança, ódio e inveja. Sente-se ofendido, magoado, machucado facilmente e muitas vezes sem fundamento. Vê coisas negativas por trás de tudo e está constantemente com medo de ser enganado. Existe uma disposição para suspeitar do outro sem motivo e também para desenvolver sentimentos de prazer pelo sofrimento do outro. Em crianças: acesso de raiva.

Evolução positiva: Pode dominar seus sentimentos e desenvolver generosidade.

Do passado para o agora

Honeysucle

O floral do passado

Atitude mental negativa: Recusa-se, consciente ou inconscientemente, a lidar com determinados eventos de seu passado, sentimentos de melancolia ou saudade de coisas passadas. Tem dificuldade com o presente. Muitas vezes tem dificuldade para resolver internamente eventos ou relacionamentos do passado.

Evolução positiva: Mantém viva a sua relação com o passado, mas vive inteiramente no presente.

Do desânimo para a clareza mental

Hornbeam

O floral da energia

Atitude mental negativa: Sensação de "segunda feira de manhã". Sente-se em um estado de esgotamento mental. Duvida seriamente, pela manhã, que consiga reunir forças para lidar com as tarefas diárias, mas de alguma forma acaba sempre conseguindo.

Evolução positiva: Encontra o seu ritmo natural de vida (estresse/relaxamento), ganhando tensão emocional e clareza mental.

Da impaciência para a paciência

Impatiens

O floral da paciência

Atitude mental negativa: Impaciente, facilmente irritável, não consegue suprimir reações excessivas. Um forte motor interno o leva a fazer tudo num ritmo acelerado. Pertence a um tipo de pessoas para quem nada é rápido o suficiente. Sacode-se, tamborila com os dedos e tem ataques de fome.

Evolução positiva: Paciência e compreensão para com os diferentes tipos de pessoas. Uso cooperativo de suas próprias habilidades acima da média para o benefício do todo.

Da autolimitação para o autodesenvolvimento

Larch

O floral da autoconfiança

Atitude mental negativa: Tem complexo de inferioridade, falta autoconfiança.

Evolução positiva: Autoconfiança, que em uma autoestima saudável tem um sólido fundamento.

Do medo do mundo para a confiança no mundo

Mimulus

O floral da coragem

Atitude mental negativa: É tímido e envergonhado, e tem muitas pequenas ansiedades. Vive em um mundo cheio de medos e se esquiva de muita coisa. Tem medo de ficar sozinho, mas também o medo da sociedade e de sociabilidade, em que se sente intimidado e nervoso. Medo do escuro ou da doença, medo de voar ou entrar em elevador, medo de cães ou camundongos, agorafobia, medo de ultrapassar limiares etc.

Evolução positiva: Aprende a lidar melhor com sua própria sensibilidade e encontra bravura em si mesmo com a qual supera seus medos.

Da melancolia para a grandeza da alma

Mustard

O floral da luz

Atitude mental negativa: Experimenta e sofre por períodos de tristeza e melancolia súbita. Não encontra nenhuma causa ou justificativa para estas fases de melancolia opressiva que vêm e vão repetidamente sem razão aparente.

Evolução positiva: Caminha com alegre serenidade e estabilidade interna estável através de dias claros e escuros.

De lutador por dever a guerreiro sereno

Oak

O floral da perseverança

Atitude mental negativa: Sente-se um exausto lutador que apesar de toda a oposição continua corajosamente e nunca desiste. Lealdade e confiabilidade são tidas como uma coisa natural, pois nunca reclama, mesmo sentindo-se completamente exaurido e no limite de suas forças. Os outros admiram essa grande determinação.

Evolução positiva: Aprende a reconhecer os seus próprios limites em todo o cumprimento do dever e compromisso.

Da exaustão para a fonte de energia

Olive

O floral da vitalização

Atitude mental negativa: Sente-se totalmente exausto física e mentalmente, completamente esgotado. Tudo é demais. Tem apenas um desejo: desligar completamente e ser poupado mesmo das menores tarefas e funções, muitas vezes depois de períodos de grave sobrecarga mental, física ou emocional.

Evolução positiva: Utiliza cuidadosamente sua própria energia de vida. Fortalecimento. Recuperação.

Da autodepreciação para o autorrespeito

Pine

O floral da autoaceitação

Atitude mental negativa: Censura a si mesmo e tem sentimentos de culpa. É uma forma de vida deprimente: Sente-se obrigado, todo o tempo, a assumir a culpa perante os outros, desculpar-se ou justificar-se

Evolução positiva: Desenvolve um sentido realista da equidade das responsabilidades, aprende a admitir erros sem se condenar ou se desvalorizar.

Da simbiose para a autonomia

Red Chestnut

O floral do cordão umbilical

Atitude mental negativa: Preocupa-se mais com o bem-estar dos outros do que seu próprio. Forte ligação emocional (consciente ou inconscientemente) por uma pessoa próxima no nível mental ou físico. Essa relação simbiótica pode ser um fardo para ambas as partes.

Evolução positiva: Desenvolve uma sensação realista de responsabilidades internas e externas. Aprende a admitir erros sem se condenar ou se desvalorizar.

Do pânico ao heroísmo

Rock Rose

O floral da elevação

Atitude mental negativa: Entra facilmente em pânico

interno e sente-se oprimido por uma ansiedade severa. Medos que invadem cada célula, palpitações, mãos úmidas, diarreia etc, por qualquer menor acontecimento ou em situações de risco de vida como desastre de automóveis, tempestades, inundações etc.

Evolução positiva: Mais calma em situações de crise, melhor controle das próprias emoções.

Da disciplina dogmática para a ponderação
Rock Water
O floral da flexibilidade

Atitude mental negativa: É muito rigoroso consigo mesmo, fixou pontos de vista e, assim, suprime as suas necessidades vitais tais como fome, sono, descanso e necessidade de movimento. Faz tudo para seguir à risca os altos padrões de perfeição que se auto-impôs numa disciplina de ferro. Perde assim a alegria de viver.

Evolução positiva: Rompe com suas fortes fixações internas e admite suas próprias (naturais) necessidades vitais.

Do conflito interior para o equilíbrio interior
Scleranthus
O floral do equilíbrio

Atitude mental negativa: O equilíbrio interno está faltando. Tem um humor desigual, incerto, irregular, opiniões e humor mudam de um momento para outro. Está dividido entre uma e outra possibilidade e não consegue se decidir. Alterações de equilíbrio de forma física e mental.

Evolução positiva: Equilíbrio interior e seguro poder de decisão.

Do choque para a reorientação

Star of Bethlehem

O floral da consolação

Atitude mental negativa: Tem um choque mental ou físico ainda não processado internamente. Sofre os efeitos colaterais de uma experiência de choque, mesmo que isso possa datar de um longo tempo.

Evolução positiva: Processa as experiências com mais facilidade, força mental.

Através da noite para a luz

Sweet Chestnut

O floral da redenção

Atitude mental negativa: Estado de desespero interior. Acredita que o limite do que pode suportar já foi alcançado. Sente-se totalmente perdido internamente, totalmente isolado – muitas vezes em crises difíceis da vida em que está à beira do abismo e não sabe mais o que fazer

Evolução positiva: Após a experiência de estar perdido, se encontra novamente e desenvolve a vontade de uma transformação psíquica interna.

De benfeitor para "portador da tocha"

Vervain

O floral do entusiasmo

Atitude mental negativa: Com excesso de zelo, põe-se a trabalhar por uma boa causa, que o impulsiona a um esgotamento de suas forças. Preferiria fazer tudo cento e cinquenta por cento. Vai então com grande intensidade e concentração a um assunto e com isso quase esvai sua energia. Exagerado, fica sob forte estresse, por vezes mostrando-se aos outros como fanático.

Evolução positiva: Aprende a usar sua energia positiva de modo direcionado e econômico para uma tarefa gratificante.

Conduzir para deixar-se conduzir

Vine

O floral da autoridade

Atitude mental negativa: Quer impor forçosamente a sua vontade, tem problemas com poder e autoridade. Com forte personalidade, é ambicioso e confiante. Espera, no íntimo, que os outros estejam subordinados às suas ideias.

Evolução positiva: Generosidade interior com base na autoridade natural, diferença entre a ambição saudável e doentia.

Do deixar-se influenciar para firmeza interior

Walnnut

O floral do recomeço ou o floral da parteira

Atitude mental negativa: Em uma época de novos começos, ou de mudanças drásticas nas circunstâncias da vida interna (por exemplo: mudança de emprego, mudança, divórcio, aposentadoria), mas também na metamorfose física como a menopausa, a quebra de um dente etc, pode se tornar inquieto e é inconstante. Normalmente, sabe exatamente o que quer, mas o desconhecido e o novo aumentam claramente sua sensibilidade.

Evolução positiva: Aprende a seguir sua voz interior e manter-se fiel a si mesmo.

Do isolamento para o coexistir

Water Violet

O floral da comunicação

Atitude mental negativa: Volta-se para dentro de si mesmo; mostra um sentido isolado de superioridade. Exclui-se e é – de forma injusta – visto como um pouco arrogante e convencido pelos outros. Prefere resolver seus problemas pessoais por si mesmo.

Evolução positiva: Desenvolve um relacionamento mais aberto e conectado com seus semelhantes.

Do carrossel mental para o silêncio interior

White Chestnut

O floral do pensamento

Atitude mental negativa: Alguns pensamentos giram sem parar na cabeça, simplesmente não consegue desligar. Isto leva a monólogos e diálogos interiores. Pode ser um acontecimento específico que novamente não se deixa ir, uma discussão, por exemplo, quando pensa depois: "o que deveria ter dito".

Evolução positiva: Tranquilidade mental e clareza de pensamentos.

Da procura para o encontro

Wild Oat

O floral da vocação

Atitude mental negativa: É infeliz internamente porque não tem objetivos claros e ainda não conseguiu realizar seu verdadeiro propósito na vida. Por mais que tente, não consegue realmente encontrar satisfação duradoura. Assim, apesar de seus múltiplos talentos e sucessos, está internamente fragmentado, frustrado ou aborrecido.

Evolução positiva: Alcançar objetivos claros e usar todo o potencial de suas capacidades.

Da letargia para a alegria de viver

Wild Rose

O floral do amor à vida

Atitude mental negativa: Encontra-se numa fase particular da vida em que consciente ou inconscientemente está num estado de indiferença, apatia e total resignação interna. Já se rendeu e resignou-se. Embora as circunstâncias externas da vida não sejam tão negativas ou sem esperança, está destituído de qualquer motivação intrínseca.

Evolução positiva: Perspectiva nova e positiva na motivação de vida, da qual emerge um novo interesse vital.

Do ressentimento contra o destino para a responsabilidade por si mesmo

Willow

O floral do destino

Atitude mental negativa: Sente-se impotente diante das circunstâncias, é amargurado e se vê como vítima do destino. Inveja o suposto destino superior dos outros.

Evolução positiva: Uma atitude construtiva com a qual assume a total responsabilidade pessoal de sua vida e deixa de ser vitima para ser mestre do seu destino.

Adendo de Anastasia Geng para a Dança do Floral Honeysuckle

Em 1966 encontrei uma parte final especial para *Honeysuckle* que acho importante:

O Floral *Honeysuckle* nos ajuda a viver no presente e, ao mesmo tempo, preservar uma relação vibrante com nosso passado.

Quando a Letônia ficou independente e as fronteiras se abriram, o país foi inundado com tantas novidades que todos ficaram confusos. Lembraram-se novamente de seus próprios valores espirituais. Quando em março de 1996 Helmi e Dainis Stalts convidaram para festejar o inicio da primavera na cidade antiga de Riga, as pessoas vieram aos milhares participar dos rituais e desfiles. Nos quatro dias do Festival da Primavera, tanto de dia quanto de noite, a lembrança dos desaparecimentos em massa durante a ocupação Soviética era geral. Stalts e Skandinieki convidaram a fazer uma fogueira às margens do rio Duina em memória às vitimas. Os organizadores não providenciaram nenhuma madeira, as pessoas para quem isso importava deveriam trazê-la elas mesmas. Pelo tamanho desse fogo todos poderiam captar o quanto os letões queriam se lembrar. Dainis me contou ao telefone que foi uma fogueira muito, muito grande, para a qual muitas pessoas trouxeram o que tinham no seu coração.

Comoveu-me muito e eu gostaria de colocar e compartilhar isto numa dança como estímulo para nós aqui. Marianne disse bem calmamente que temos muitas danças que nos mostram como nós podemos lidar com o passado.

Honeysuckle me veio logo à mente e algumas possibilidades de como nós poderíamos fazer isso. Fizemos testes em Darmstadt e Colônia, e logo se mostrou claramente o que é melhor. Nós dançamos tudo como sempre e quando encontramos uma parceira ou parceiro pela quarta vez pegamos sua mão e fazemos um grande círculo e vamos em passos calmos, de mãos dadas, na direção da dança. Quem quiser pode então ir ao centro levar ali algo de seu passado e voltar ao círculo de costas e ter certeza que um lugar livre para ele ou para ela está assegurado. Nós ficamos muito surpresos com tudo que nos invadiu no caminho para o centro. Eu pude finalmente entregar muita coisa – para sempre. Eu simplesmente deixei algumas coisas de fora, criei força e levei muita gratidão e experimentei alegria acima de tudo, o que no passado foi exclusivo, bonito e precioso. Eu também pude pensar muito nos pais maravilhosos que eu tive e como a fé me guiou através dos tempos difíceis da minha vida e me fortaleceu. Esses passos para o centro, como a fogueira em Riga, foram muito, muito intensos para todos nós – e nós sentimos a energia altamente positiva de *Honeysuckle*.

Rudolf, que estava em Colônia conosco, deu a ideia de simplesmente cantar quando a música no CD não era longa o bastante para nós.

Durante todo o ano mostrei a dança assim, e também em fevereiro de 1997.

Agora Marianne a dança em minha homenagem, e eu me alegro que ela seja incorporada à nova edição do livro, pois significa muito para mim.

Anastasia Geng
Darmstadt, maio de 1999

Anastasia Geng faleceu em 8 de dezembro de 2002 em decorrência da sua grave doença.

Em sua memória e em memória de seu trabalho, publicamos este livro sobre As Danças dos Florais de Bach no ano de 2009, em sua 4ª edição.

Mechthild Scheffer
Hamburgo, junho de 2009

Sobre Mechthil Scheffer

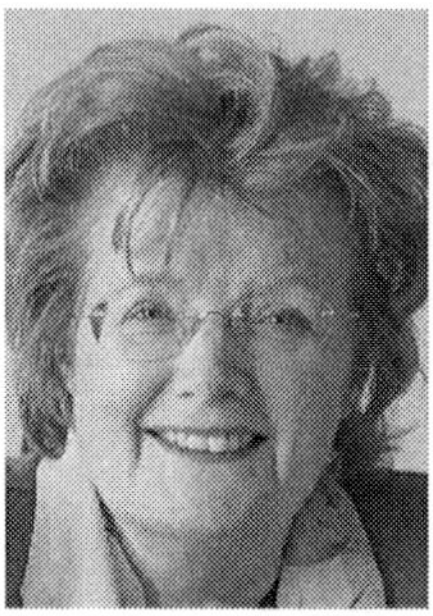

Mechthild Scheffer, autoridade técnica internacional e pioneira da Terapia Original dos Florais de Bach, introduziu o trabalho do Dr. Edward Bach no mundo de língua alemã em 1981. Desde então a Terapia Original dos Florais de Bach vem sendo por ela sistematicamente expandida e sua aplicação desenvolvida.

Por décadas, Mechthild Scheffer representou os Centros Ingleses de Bach nos países de língua alemã. Seus mais de 30 anos de prática e pesquisa refletiram-se em 13 livros e publicações diversas. Muitas delas servem como base da Terapia Original dos Florais de Bach e foram traduzidas para muitas línguas.

Mechthild Scheffer fundou o Instituto para Pesquisa e Ensino da Terapia dos Florais de Bach em Hamburgo, Viena e Zurique. Os cursos de formação desenvolvidos por ela já foram visitados por milhares de usuários e terapeutas. Atualmente Mechthild Scheffer está engajada na integração dos conhecimentos de Bach em outras abordagens terapêuticas e iniciativas em saúde preventiva psicossociais.

Epílogo da 3ª edição

Pelo impacto do grave acidente vascular cerebral que Anastasia Geng acometeu em fevereiro de 1997, ela não pode infelizmente trabalhar na nova edição de seu livro. Todas as pequenas correções e adições foram resultado de nosso trabalho conjunto e compartilhado com ela.

Que a nova edição seja possível graças aos generosos esforços de Mechthild Scheffer e ao incansável poder de trabalho de Beate Wüpper, do Instituto das Terapias dos Florais de Bach em Hamburgo, enche Anastasia de gratidão e alegria.

Uma fonte de alegria continua a ser para ela a grande ressonância que *As Danças dos Florais de Bach* encontram dentro e fora da Alemanha. Por isso ela me pediu para agradecer aqui às muitas mulheres e homens que mostram sua dança em tantos lugares, com sua simplicidade e poder de cura, e cuidam e mantêm esse "tesouro" com o qual ela nos presenteou. Acima de tudo, vai seu agradecimento para Martine Winnington, que tornou essas danças conhecidas em Findhorn e em muitos outros países, assim como a Geneviève Khemtemourian, que trabalha com as danças na França, como Joyce Dijkstra na Itália, Brigitte Jauk e Helga Hörl na Áustria; ela agradece amorosamente a Yvonne Von Braunbehrens, Hamburgo, Dr. Sybille Brecht, Riedstadt, Renate-Maria Hoth, Hamburgo, Luise Lauterbach, Augsburgo, Eva Messner, Aich, Sabine Rother, Trier, Beate Rynek, Münster, Marianne Sobeck, Gross-Zimmern, Eleanore Thieme-Rohler, Hanau, Gerlinde Weid, Süssen, Charlotte Willberg, Tutzing, Christina Wohlfart, Colônia, – nem todas podem ser citadas aqui. Um comprimento e bênção especial aos muitos não mencionados, àqueles a quem as danças são uma ajuda no seu trabalho diário de cura.

Marianne Von Schwichow
Darmstadt, agosto de 1999

Se você quer aprender mais sobre os Florais de Bach

A Terapia Original com as Essências e os Florais de Bach (Ed. Pensamento): Um guia para médicos e terapeutas, dentro dos conceitos originais do Dr. Bach.

Florais de Bach - Imagens para Harmonização, Centramento e Meditação (Ed. Pensamento): 38 fotografias das flores que compõem os Florais de Bach, atuam diretamente sobre as estruturas inconscientes da alma e podem servir para lidarmos pessoalmente com os diferentes princípios de Bach. As indicações práticas se encontram no livreto e, de forma abreviada, no verso de cada carta.

Terapia Floral do Dr. Bach – Teoria e Prática (Ed. Pensamento): Este livro apresenta uma introdução aos Florais de Bach, de como eles funcionam e atuam em nós. É uma interpretação solidamente baseada nas palavras do próprio Dr. Bach, às quais a autora adiciona algumas teorias e hipóteses próprias.

Experiências com a Terapia Floral do Dr. Bach (Ed. Pensamento): Este livro contém as experiências dos adeptos da terapia floral do dr. Bach – médicos, pessoas que se dedicam à cura e leigos interessados – com os respectivos comentários. A sequência de casos revela as essências florais adequadas para cada situação.

Listagem das Músicas

*Agrimony (Lituânia):**
CD Schlüsselblume,
Odermenning, nº 15

Aspen (Sicília):
CD Espe,
Espen-Tanz nº 4

Beech (Letônia):
CD Schlüsselblume.
Tanz für die Buche, nº 2

Centaury (Republica Tcheca):
CD Espe,
Tanz zur Perlmutternen Mönchin, nº 7

Cerato (Estônia):
CD Schlüsselblume,
Cerato, nº 9

Cherry Plum (Lituânia):
CD Espe,
Der Kirschbaum, nº 6

Chestnut Bud (Letônia):
CD Schlüssemblume,
Solidarisierungs-Tanz, nº 18

Chicory (Lituânia):
CD Schlüsselblume,
Wegwarte, nº 24

Clematis (Letônia):
CD Espe,
Quellen-Tanz, nº 9

Elm (Letônia):
CD Schlüsselblume,
Ulmen-Tanz, nº 20

Gentian (Letônia):
CD Schlüsselblume,
Klee-Tanz, nº 8

* O país de origem das musicas está especificado entre parênteses.

Gorse (Estônia):
CD Schlüsselblume,
Charlotte-Tanz, n° 6

Heather (Letônia)
CD Stalti,
Die Eule, n° 3

Holly (Letônia):
CD Stalti
"Ribu, ribu tiltins", n° 14

Hornbeam:
CD Schlüsselblume,
Mondphasen-Tanz, n° 13

Impatiens:
CD Schlüsselblume,
Weber-Tanz, n° 16

Lach (Letônia)
CD Stalti,
Rücken-Tanz für die Lärche,
n° 10

Mimulus (Lituânia):
CD Schlüsselblume,
Lach-Tanz, n° 14

Mustard (Lituânia):
CD Schlüsselblume,
Mustard-Tanz, n° 14

Oak (Letônia):
CD Stalti,
Tanz mit vielen namen, n° 18

Pine(Letônia):
CD Stalti,
Gänseblümchen, n° 5

Red Chestnut (Antiga Iugoslávia):
CD Espe,
Tanz fürm Mütter und Töchter, n° 1

Rock Rose (Letônia):
CD Schlüsselblume,
Fünfstern, n° 4

Rock Water (Letônia):
CD Stalti
Der runde Mond, n° 9

Scleranthus (Letônia):
CD Schlüsselblume,
Hochzeitsmelodie, n° 6

Star of Bethlehem:
CD Schlüsselblume,
Bethlehems Stern, n° 1

Sweet Chestnut
(Antiga Iugoslávia):
CD Espe
Sascha Tanz, n° 5

Vervain (Letônia):
CD Schlüsselblume,
Tanz der Organisatorinnen,
n° 21

Vine (Letônia):
CD Stalti
Tanz für Besserwissen, nº 15

Walnut (Letônia):
CD Schlüsselblume,
Sija auzas, nº 17

Water Violet (Letônia):
CD Schlüsselblume,
Water Violet, nº 23

White Chestnut (Letônia):
CD Stalti
Kastanien-Tanz, nº 6

Wild Oat (Letônia):
CD Stalti,
Tanz für die Kranke Ostsee,
nº 17

Wild Rose (Letônia):
CD Stalti,
Heckenrose, nº 4

Willow (Letônia):
CD Stalti,
Weiden-Tanz, nº 21

Para adquirir os DVDs:
esta é a pessoa discipula direta de Anastasia Geng:
BACH FLOWER DANCES DVD
MARIANNE VON SCHIWICHOW – discípula de Anastasia Geng
contato: bachflowerdances@gmail.com

Bibliografia

Klaus, Dörner, *Tödliches Mitleid*

Susanne Fischer, *Blätter von Bäumen*

_______, *Medizin der Erde*

Gotthard Fuchs/Jurgen Werbik, *Scheitern und Glauben*: *Vom Christlichen Umgang mit Niederlagen*, Freiburg 1991

Judith Jannberg, *Leben Lieben, Liebe Leben*

Ursa Krattinger, *Die perlmutterne Mönchin*

Horst EberhardRichter, *Umgang mit Angst*

_______, *Wer nicht leiden will, muss hassen*

Helke Sander, *Befreier und Befreite*

Rupert Sheldrake, *Das Kreative Universum*

Marie Luise Soltman, *Im Kreis um die kosmiche Mitte*, Freiburg 1989

Bernhard Wosien, *Der Weg des Tänzers – Dança, um Caminho para a Totalidade*, 2000, São Paulo, TRIOM Editora

RENOVA GRAF
www.renovagraf.com.br